누구의 도움없이
가족과 함께살며
백세까지 빛나게
활동하는 인생을

암도 이겨낸 치매명의

김시효 원장의
섹시백세건강법

HEALTH GUIDELINES

암도 이겨낸 치매명의
김시효 원장의
섹시백세건강법

김시효 지음

공감

백세시대,

지금, 우리는 어떤 노화 열차를 타고

어디쯤 가고 있을까요?

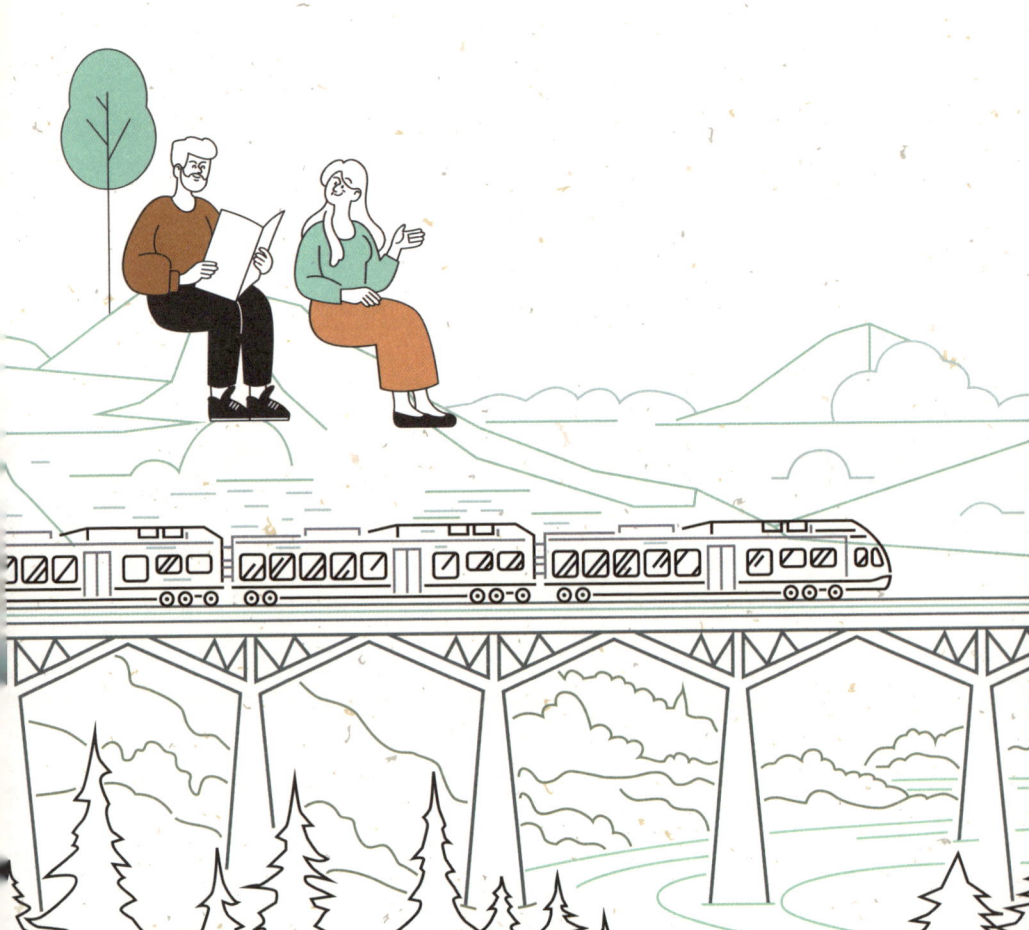

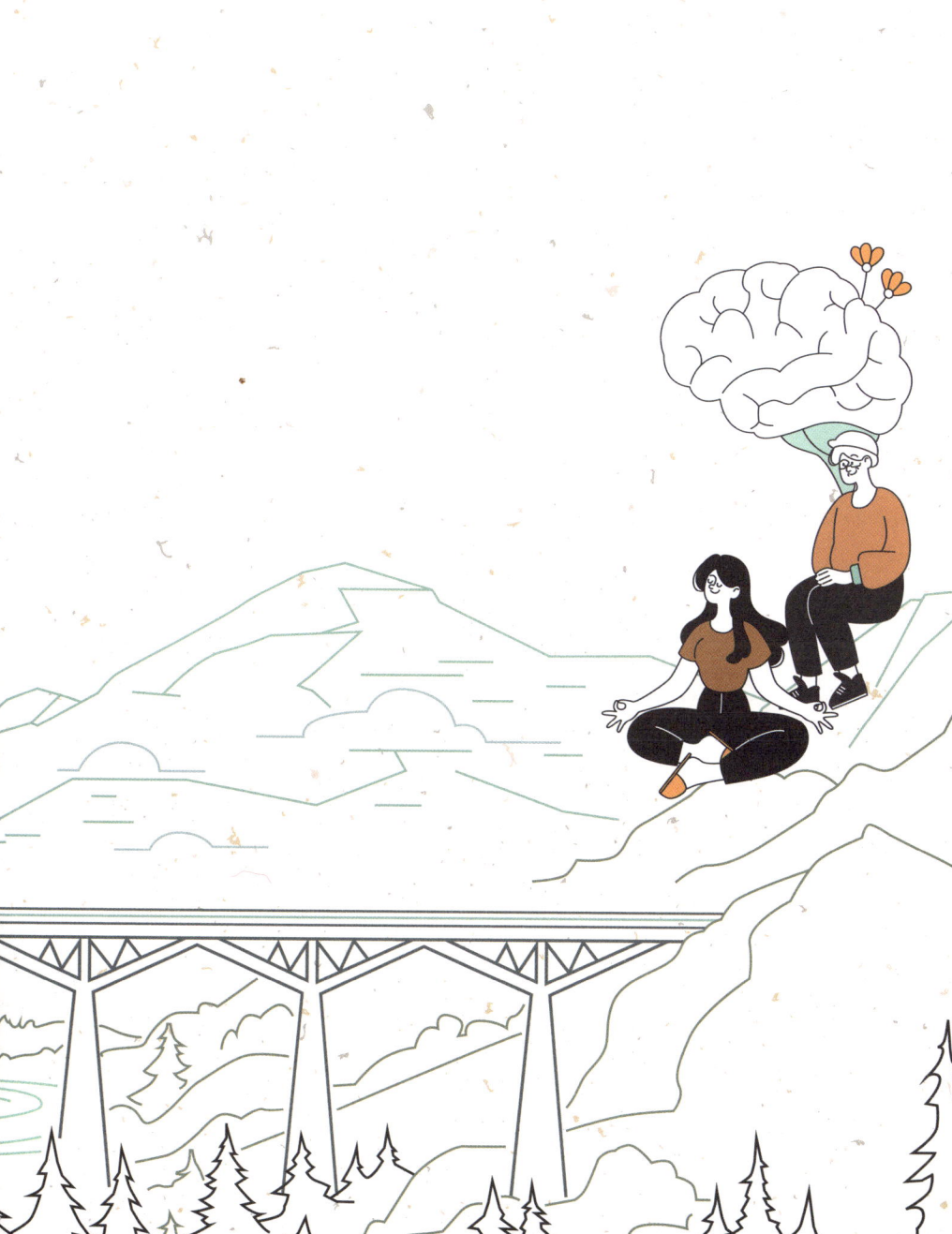

왜? 섹시백세건강법인가?

3초 안에 자신이 전달하려는 정보를 표현해야 하는 시대입니다.

누구의 도움없이
가족과 함께살며
백세까지 빛나게
활동하는 인생을

'누가백활'을 알리고 싶었습니다.

오랜 생각 끝에 '섹시'라는 초긍정적인 건강과 젊음, 아름다움의 복합 단어를 찾았습니다.

이 책 한 권의 모든 이야기가
'섹시백세건강법'
한마디입니다!

우리 모두 섹시백세활동가로!

이 책은 근거에만 집착하지 않고
직관을 바탕으로 열린 생각 아래 쓴 책입니다.
치매에 대한 정확한 지식을 전달하기보다는
치매의 본질을 좀 더 가깝게 이해하는 데 주안점을 두었습니다.
안타까운 치매의 현실을 조금이라도 해결해 보기 위한
간절한 마음에서의 출발입니다.

1

치매
Dementia

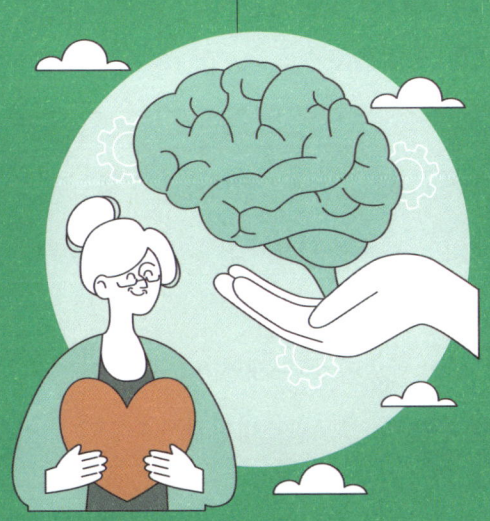

들어가는 글
가정의학과 전문의이자 한의사입니다

사람들이 밖에서 수군거렸습니다.

"의대를 바로 졸업했나 봐?",
"어리잖아!",
"가정의학과가 뭐지?"

생긴 지 얼마 되지 않아 '가정의학과'가 생소했던 때, 진료실 문이 열리자 동안인 저를 본 환자와 보호자들이 떠드는 소리였습니다.

88올림픽이 열렸던 해에 개업의로 출발했습니다. 가정의학과가 만들어지고 1기로 세브란스병원에서 수련을 받았습니다. 처음

도입된 진료과여서 여러 과를 돌아다니며 어깨 너머로 여러 선생님으로부터 다양한 질병에 대한 치료법을 배웠습니다. 지방 병원으로 파견 가서는 많은 실질적 경험을 했습니다.

처음 아기를 받으며 양수를 얼굴에 뒤집어쓰기도 했고, 쌍둥이를 받아 보기도 했습니다. 갓 졸업한 간호사 선생님의 보조를 받으며 맹장염을 수술한 적도 있습니다. 파견 한 달 동안 병원 밖을 나가지 못하고 환자만 돌보기도 했습니다. 부부 싸움으로 농약을 마신 부인을 회복시켰을 때였습니다. 남편이 귀한 각종 주스 캔을 비료 포대에 담아 온 아련한 기억도 납니다. 군의관 생활도 소중한 경험을 쌓는 기간이었습니다.

좋은 장소에서 시작하게 되었습니다. 내공을 쌓아 둔 덕분에 진료하는 데 막힘이 없었습니다. "이곳에서 진료하면 잘 낫는다"는 소문까지 나면서 개업 1주일 만에 100명을 넘어섰습니다. 많을 때는 하루 300명 이상이 찾아왔고, 한여름에도 150명 이상을 진료했습니다. 지금까지 약 약 100만 명 이상을 진료했으며, 최근 15년 동안에는 치매 치료와 치매예방치료 그리고 난치병을 한약으로 치료하고 있습니다.

하루에 300명 이상을 진료하면 머리가 가열되어 잠이 오지 않습니다. 날이 밝아 올 때쯤 열이 식으면 잠깐이나마 눈을 붙일 수 있었습니다. 매일 12시간 가까이 근무하고 저녁에는 보험 청구를 도와야 했기에 잠을 못 자는 생활을 6년 이상 하면서 건강이 많이 나빠졌습니다. 어지럽고 속이 니글거리고 붕 떠 있는 느낌이 계속되었습니다. 특히 환자와 눈을 맞추면 더 심해졌습니다. 눈의 초점을 먼 곳에 두다 보니 진료가 어려워졌습니다. 한의대를 편입한 이유입니다. 의대나 한의대 생활은 녹록지 않았습니다. 하지만, 하루 300명 이상 진료하는 것은 극한 직업보다 더 극한 직업이며 초인적인 일이었습니다.

의학적 지식은 한의학을 공부하는 데 많은 도움이 되었지만, 오히려 방해가 될 때도 있었습니다. 한의학을 공부하고 얻은 소중한 것 중 하나는 의학적 인식으로 알 수 없는 경우, 한의학적 인식으로 쉽게 풀어 갈 수 있는 부분도 있다는 것입니다. 치매와 같은 의학적 난치병에는 한의학적 인식과 접근이 큰 도움이 됩니다. 바로 제가 만든 '뇌세포재활치료'라는 개념입니다.

한 곳에서 20년 이상 진료하다 보면 똑똑하던 분도 무너져 가는 것을 보게 됩니다. 천재라는 이야기를 듣던 교수님도, 유치원에 다닐 때부터 저에게 오던 20대 젊은이도, 당신의 자식은 낳지 않고 남편 자식을 훌륭하게 키운 70대 후반의 부인도 치매였습니다.

'누구의 도움 없이, 가족과 함께 살며, 백세까지 빛나게, 활동하는 인생'을 삶의 목표로 정했습니다. '누가백활'로 가기 위해 가장 중요한 것은 치매가 되지 않아야 합니다. 암을 만나지 않는 것도 중요하며, 거동도 자유스러워야 합니다.

1부는 치매, 2부는 암, 3부는 근감소증을 비롯한 '누가백활'에 걸림돌이 되는 흔한 건강 문제를 다루었습니다. 이 글은 장수 시대에 누구에게나 좋습니다. 시대가 달라진 만큼 건강에 대한 생각도 달라져야 합니다.

프롤로그

암도 이겨 낸 치매 명의가 보는
의학적 한의학적 뇌세포 재활 이야기

정중지와(井中之蛙)는 장자 추수 편에 나오는 이야기입니다. 원래는 우물 안의 개구리처럼 세상 물정에 어둡고 생각이 좁은 것을 의미하죠. 그러나 개구리에게는 우물 안은 다 보이는 세계이며, 위험을 피할 수 있는 안전한 세계입니다. 우물이 마르기 전까지라는 조건이 붙지만요. 우물이 말라 올 때는 바깥세상으로 나가 봐야 합니다. 바깥세상이 안전한지 위험한지 몰라도 말이죠.

비유하자면, 우물 안의 보이는 세계는 지식의 세계입니다. 바깥세상은 보이지 않는 지혜의 세계입니다. 의학 지식은 우물 안처럼 눈에 보이는 세계이며, 근거를 바탕으로 하는 안전한 세계입니다. 근거 중심의 인식은 검사 등으로 알 수 있는 범위까지입니다. 즉 눈길이 닿는 데까지라는 인식의 한계가 있습니다. 그러나 눈길이 닿지 않는 세계인 인식의 저편도 엄연히 존재하는 현실의 세계입니다.

현실의 세계에서 일어나는 일은 무질서가 아닌, 자연의 법칙을 철저히 따르는 질서의 세계입니다. 우리는 자연 속에서 자연의 법칙에 적응하고 이용하면서 살아갑니다. 자연의 법칙은 과학적으로 점점 더 밝혀지고 있지만, 여전히 실생활에서는 주로 경험과 직관으로 쌓인 지혜의 눈으로 자연의 법칙을 따르며 살아갑니다. 과학적 지식 없이도 잘할 수 있는 부분이 존재합니다.

우물 안의 개구리가 바깥세상으로 나가 봐야 하는 것처럼, 치매와 같은 의학적 난치병은 지식의 눈을 벗어나 지혜의 눈 그리고 자연의 이치로도 이해해야 합니다. 바깥세상은 지식의 눈으로는 미지의 세계이고 위험해 보이지만, 지혜의 눈으로는 이치에 합당하고 안전한 세계입니다.

치매가 난치병인 이유는 바로 우물 안에서 답을 찾기 때문입니다. 답은 우물 밖에 있습니다. 우물 밖의 길은 근거로는 보이지 않지만, 우물 안의 이치와 크게 다르지 않습니다. 보이지 않는 길은 자연의 이치를 따라야 합니다. 의학적 인식의 틀을 벗어날 수 있어야 합니다.

의학적 인식의 틀 밖에서 뇌세포재활치료의 개념과 약을 개발해야 합니다. 뇌세포를 재활할 수 있느냐 없느냐에 따라 치매 치료에 대한 개념이 완전히 바뀌게 됩니다.

치매의 원인은 뇌가 약해진 데 있습니다. 뇌가 약해지는 이유는 뇌세포가 죽기 때문입니다. 사실 이외에도 뇌세포가 약해지는 원인은 수없이 많습니다. 유전적 취약성도 문제이지만, 주로 잘못된 식습관과 생활 습관에 의해 발생합니다.

치매예방은 바른 식습관과 생활 습관이 중요합니다. 음식이 맞지 않아 입맛이 없어지면 음식을 바꾸거나 양념을 잘해 맛을 내야 합니다. 양념도 음식의 재료이지만, 맛을 내는 약성이 있습니다. 이미 뇌가 빠르게 나빠지고 있다면 양념의 강도를 높여야 합니다. 바로 한약입니다.

주요 원인 하나를 치료하는 방법만으로 뇌세포재활치료를 할 수 없습니다. 다만, 여러 한약으로 뇌세포가 약해진 수많은 부위를 보강하는 치료는 가능합니다. 비유하자면, 낡은 집은 기둥 하나를 바꾸거나 서까래 하나를 바꾼다고 고쳐지지 않습니다. 약해진 곳곳을 보수해야 하는 것처럼 약해진 뇌세포의 여기저기를 보강해야 뇌세포의 재활이 가능합니다.

뇌세포재활치료가 가능하다면 치매 치료에 대한 개념을 바꿔야 합니다. 치매가 되기 오래전부터 뇌세포재활치료를 시작해야 합니다. 치매가 되고 난 후에는 조기에 발견하고 치료를 시작해도 늦습니다. 물론 늦게 발견하고 치료하는 것보다는 훨씬 낫지만 말입니다.

치매가 되면 뇌세포재활치료 대상 뇌세포가 많이 사라져 있습니다. 그래서 재활치료 대상 뇌세포가 많이 남아 있을 때부터 치료를 시작해야 합니다.

뇌세포를 재활할 수 있다면 치매일 때보다는 경도인지장애일 때, 경도인지장애보다는 그 전인 주관적인지장애일 때부터 치료를 시작하는 것이 좋습니다. 뇌세포재활치료에 반응하는 뇌세포가 점점 줄어들기 때문입니다.

2025년 새해, 더 나은 세상을 위한 새로운 프로그램을 창조했습니다

한 해 동안, 건강해 주셔서 감사합니다.

'어떻게 하면 저를 찾는 환자와 그 가족이 노후까지 치매, 암, 뇌졸중, 만성질환으로 힘들게 살지 않을 수 있을까?'에 대한 해답을 찾아왔습니다. 그들은 물론 자녀인 30대, 40대를 위해 그리고 우리 집 두 아들을 위해서라도 연구하고 준비해야 했습니다. 40여 년간 110만 명을 진료해 온 가정의학과 의사로서 그리고 최근 15년 동안 주로 치매 환자만 진료한 한의사로서 경험하고 깨달은 것과 안타까웠던 마음을 정리했습니다.

건강은 젊어서부터 챙겨야 한다는 사실을 뼈저리게 느꼈습니다. 뇌세포재활치료 한약의 효과는 실로 놀랍습니다. 다만 아쉬운 점도 있습니다. 첫째, 뇌가 나빠졌을수록 치료 효과가 줄어든다는 문제점이 있습니다. 둘째, 치매 증상이 나타날 때는 이미 뇌가 많이 나빠진 상태라는 것입니다. 셋째, 치매가 되면 뇌가 지금까지와 다르게 점점 더 엄청난 속도로 빠르게 나빠진다는 것입니다. 그러니 아무런 문제가 없을 때부터 치료를 시작해야 합니다. 이런 파격적인 치료개념이 생기게 된 치료 경험 중 몇 가지를 살펴보겠습니다.

유치원 때 처음 진료하러 온 아이가 27살에 70세 뇌라는 치매 판정을 받았습니다. 치료받고 나서 대학을 졸업하고 취직도 했습니다.

천재였던 여 교수님께서 20년 된 집을 못 찾게 되었지만, 계속 활발하게 활동하고 사회생활을 할 수 있도록 해 드렸습니다.

예쁜 치매 장모님도 뇌세포재활치료로 호전되어 저와 함께 많은 의학 방송에 출연했습니다.

말기 치매 환자가 걷게 되고, 대소변을 가리고, 망상과 불면이 사라지고, 식사도 손수 하게 되었습니다.

부산의 효자가 모시고 온 어머님은 동네에서 가장 먼저 치매가 되었다고 합니다. 그러나 7년째 꾸준하게 치료받은 현재, 동네에서 가장 건강하고 똑똑한 1등 할머니입니다. 당시 걱정해 주던 동네 친구들은 먼저 떠났거나 치매로 요양원에 계신다고 합니다.

안양에서 유명한 영양음식점을 평생 운영해 온 어머님의 대를 이은 따님 부부가 있습니다. "항상 이대로면 좋겠습니다" 하고 말씀하셨는데, 원한 바대로 7년째 잘 지내 오고 계십니다.

휠체어 타고 온 인천 어머님은 치료한 지 한 달 만에 따님의 손을 잡고 걸음마하듯 진료실로 걸어서 들어오셨습니다. 그 뒤로 혼자 걸으실 수 있고 화장실도 혼자 가시니 삶의 질이 달라졌다며 애창곡 〈섬마을 선생님〉을 불러 주시고 말문도 열었습니다.

90대 어머님을 3년째 모시는 70대 아드님이 있습니다. 올 때마다 항상 웃고 조용한 분이십니다. 저와의 차담이 행복하다 하고, 제 아내에게 덕담해 주는 것도 잊지 않습니다.

몇 년째, 수능생들이 큰 기쁨을 주고 있습니다. 이맘때쯤이면 쉽게 갈 수 없는 영국과 미국의 명문대에 합격했다고, 서울대에 붙었다고, 인 서울 대학은 어림도 없었는데 인 서울의 명문대에 갔다고 더없이 기쁜 소식을 전해 옵니다.

감동의 진료실 이야기는 무수히 많습니다. 사업이나 업무에 복귀하는 분들의 이야기, 40대에 임신한 분들, 치매 어머니와 난치병 여동생 그리고 암 환자 남동생을 돌보며 행복해하는 모습, 루 게릭 환자가 진료실로 뛰어 들어오던 모습, 발달장애 어린이가 2학년으로 올라간 이야기 등등.

반면 안타까운 일도 생깁니다. 사고로 인한 골절로 갑자기 치매가 크게 나빠져 호전시킨 보람이 사라질 때는 가슴 한편이 허전해집니다. 이처럼 애쓴 보람이 없어질 때도, 너무 늦게 오셔서 좋아질 수 있는 정도가 작을 때도 제 마음이 몹시 아픕니다. 그럴 때마다 "어떻게 하면, 치매, 암, 만성질환을 미리 막을 수 있을까? 하는 질문이 더욱더 커집니다.

여섯 번째 책을 출간합니다. '누구의 도움 없이, 가족과 함께 살며, 백세까지 빛나게, 활동하는 인생을'이라는 '누가백활'을 목표로 『섹시백세건강법』을 집필하면서 건강한 노후로 가는 새로운 패러다임을 깨달았습니다. 저 역시 '누가백활'로 가기 위해 뇌세포재활치료를 합니다. 그리고 새벽 5시에 4km를 걷듯이 천천히 달리고 여러 가지 운동을 하는 이유입니다.

저 자신을 위한 이런 노력 이외에도 '누가백활'로 가는 길에 동승할 가족을 모시기로 했습니다. 특히 치매 환자 가족은 미리 건강할 때부터 치매예방, 암을 예방하는 것이 당연하지 않을까요? 부모님이 겪는 치매나 암으로 인해 자녀들도 그 길을 따라간다면, 이것은 정말 있을 수 없는 일이니까요.

물론 뇌세포재활치료와는 다른 프로그램입니다. 이런 치료로 지금과는 다른 컨디션으로 힘차게 젊음을 누릴 것입니다.

최선을 다해 치매의 바다로 가는 시간을 붙들어도 떠나는 안타까움을 위한

찾아오시는 치매 환자와 가족에게 현재의 상태와 앞으로 예상

되는 진행 과정을 설명드립니다. 뇌세포재활치료로 기대되는 치료 효과를 설명합니다. 뇌세포재활치료에 대한 의학적·한의학적 견해 그리고 치료 사례와 경험을 이야기해 드립니다. 그리고 치료가 시작됩니다. 기본적으로 6개월 동안 한 달에 한 번 진료 날을 잡습니다. 한 분 한 분 모두 다 치매의 양상이 다르고 진료할 때마다 진행 정도가 다르기 때문입니다. 각별한 정성을 쏟다 보면 환자분이 모두 스승이 됩니다. 대부분 환자분이 계속 치료를 받게 됩니다.

기억력이 좋아지고, 머리가 맑아지고, 이명이 사라지고, 눈이 밝아지고, 마음이 편안해지고, 잠이 잘 오는 등 여러 가지 증상이 호전된다고 말합니다. 기쁜 마음과 더불어 '오늘만 같았으면' 하는 희망의 이야기도 듣게 됩니다. 하지만 긴 시간이 지나면 치료해도 오늘만 같을 수는 없고 결국은 나빠지게 됩니다. 생명이 유한한 만큼 나이 들어가면서 약해지는 것은 어쩔 수 없는 진리이지만, 기쁘고 감사함이 계속될 수 없다는 것이 마음을 안타깝게 합니다. 의사의 한계이지요.

매달 한 번 뵈면서 생활 습관, 음식 습관, 운동 습관, 마음 습관까지 처방해 드리지만, 이런저런 이유로 제대로 지키지 못할 수 있습니다. 또한 생활 속에서 일어나는 모든 경우의 수를 짚어 드릴 수가 없습니다. 보호자의 무의식적 생활 습관과 가치관 등도 환자에게 큰 영향을 줍니다. 같이 생활하지 않기에 넘어지거나 탈이 나도 적절하게 대응하지 못해 병이 깊어지기도 합니다.

치매 환자를 돌보는 것은 쉬운 일이 아닙니다. 계속 돌봐야 하는 정신적 압박과 육체적인 피로도 심각한 문제입니다. 그런데도 6년, 7년 장기 치료로 무탈하게 잘 지내시는 가정을 보면 무척 감사한 마음입니다. 이런 경우와 달리, 당부드린 우려스러운 일이 골절이나 사고처럼 그대로 현실이 될 때는 그 안타까움은 말로 다 표현하기 어렵습니다.

중국 춘추전국시대 편작이라는 전설적인 의사는 의사의 등급을 세 등급으로 분류했다고 합니다. 첫째, 병이 생기기 전에 미리 알아차리고 예방하는 의사, 둘째, 병이 드러나면 치료하는 의사, 셋째 병이 중해지면 치료하는 의사입니다. 지금까지 둘째, 셋째 의사로서 최선을 다했다고 자부합니다만, 치매와 같은 의학적 난치병을 치료하면서 치미병자상공(治未病者上工, 미병을 치료하는 것이 최고의 의사)이라는 말처럼 치매예방 노력과 예방치료가 가장 중요하다는 것을 깨달았습니다. 바로 뇌세포재활치료 한약입니다.

풍부한 의학 지식과 다양한 치료 경험에 한의학 지식과 경험을 녹여 개발한 뇌세포재활치료로 치료하다 보면 거의 모든 분이 호전되는 것을 볼 수 있습니다. 아주 간혹, 호전은 되었지만 만족스럽지 못해 하는 분도 있습니다. 주로 초로성 알츠하이머치매 환자입니다.

이유는 첫째, 알츠하이머치매는 초기라도 7단계 중 4단계로 진행된 중기이기 때문에 재활치료 대상 뇌세포가 줄어든 상태입니다. 둘째, 치매 자체가 시간이 지날수록 빠르게 나빠지기 때문입니다. 셋째, 일찍 발병할수록 나이 들어 발병한 알츠하이머치매보다 이런 진행이 훨씬 더 빠르기 때문입니다. 그래서 뇌세포재활치료 효과가 크게 느껴지지 않게 됩니다. 그렇다고 치료를 하지 않으면 아주 빠른 속도로 나빠지게 됩니다.

그래서 건강증진형 신개념 실버하우스를 생각했습니다. '누구의 도움 없이, 가족과 함께하며, 백세까지 빛나게, 활동하는 인생을'이라는, 즉 '누가백활'을 목표로 '따로' 사는 공간이지만 '서로' 함께 사는 이익을 주는 주거 생활을 만들기로 했습니다. 암도 이겨 낸 치매 명의인 저와 함께 사는 공간입니다. 아내가 손을 들어 주었습니다. 큰아이가 '오롯이 섬김'이라는 철학을 가진 '오섬(https://awesomeplus.kr/)'을 만들었습니다.

의사 한의사로서 치료 앞에 예방과 나눔이라는 사명을 세웠습니다. 건강증진형 신개념 실버타운 '오섬'에서 의사한의사 김시효와 함께할 가족들과의 생활을 꿈꿔 봅니다.

암도 이겨 낸 치매명의 김시효 인사 올립니다.
2025년 1월 1일, 본마을에서

20대, 강철도 실금이 간다!

대체로 20세까지는 뇌가 성장합니다.
그렇지만 20세 이후
주로 신경 연결망인 시냅스가 약해지기 시작하면서
24세부터 단기 기억력이 미세하게 떨어지기 시작합니다.
28세부터 순간 판단력도 아주 조금씩 약해지기 시작합니다.
20대부터 관심을 가져야 한다니 놀랍지 않습니까?

30대, 작은 것이 작은 것이 아니다!

30대 초반까지는 사용하는 시냅스의 성장과
사용하지 않는 시냅스의 가지치기와 재배열 등으로
뇌가 효율적으로 바뀌어 기억력은 조금 못해지지만,
전체적인 뇌 기능은 정점에 이릅니다.
생로병사의 비밀, 뇌 노화의 과정 중
노(老)의 시작으로 볼 수 있습니다.
35세부터 정보처리 속도가
미세하게 느려지기 시작합니다.
20대보다 빠릿빠릿하게 일하는 능력이 떨어집니다.

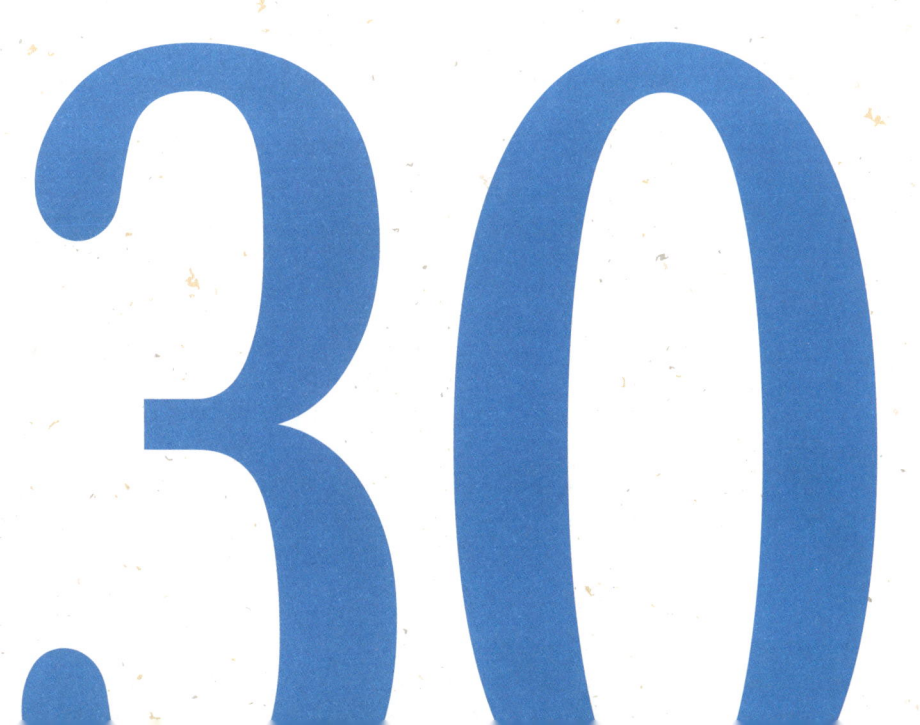

1

40대, 백세시대를 위한 골든 타임!

40세 전후로 단기 기억력이 약간 감소하여
암기하는 능력과 회상하는 능력이 약간 느려지면서
공부하기 힘들게 됩니다.
가벼운 건망증이 생기기도 합니다.
보통 뇌 노화에 대하여 신경을 쓰지 않는
20대, 30대, 40대에도 관심을 가지고 노력해야 합니다.

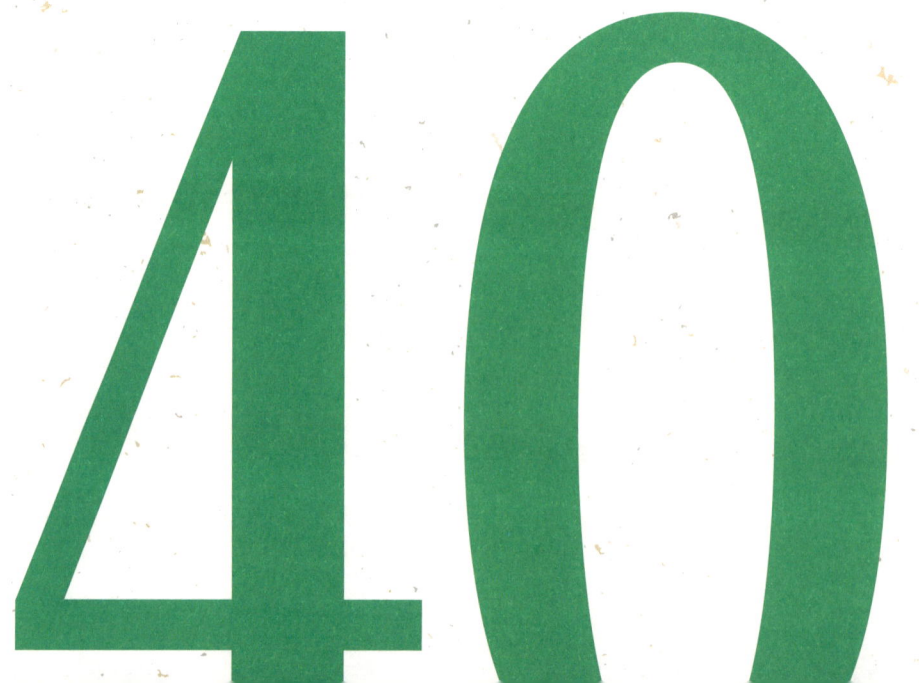

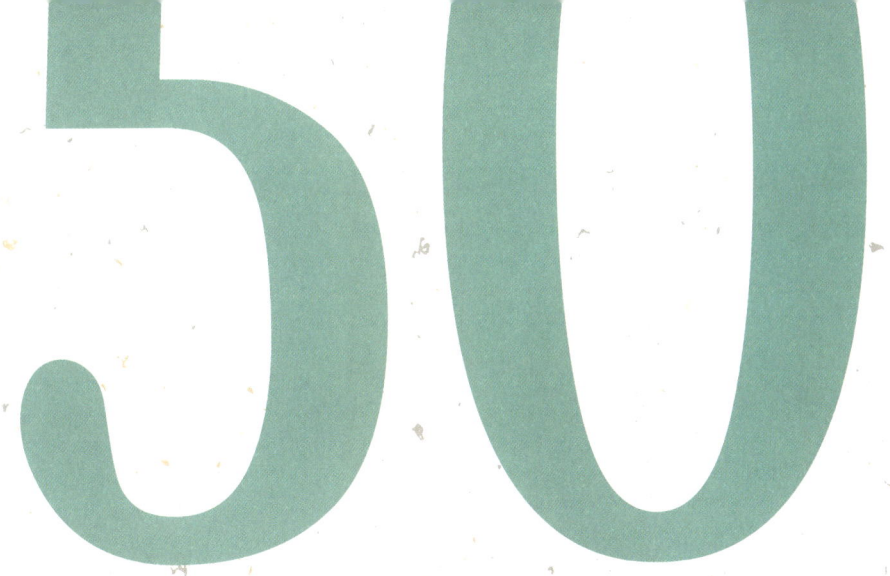

50대, 입금이 안 되는 뇌 통장 관리를 해야!

50세 전후로 기억력 변화가 뚜렷해지기 시작하여
이름, 위치, 일정 등을 기억하는 데 어려움이 조금씩 증가하여
새로 만나게 된 사람의 얼굴은 잘 알아보지만,
이름은 애써 외어도 잘 잊어버릴 수 있습니다.
주의 집중력과 작업 전환이 조금씩 둔해지며,
일을 하던 중에 다른 일로 바꾸는 것이 불편해집니다.
건망증이 조금씩 심해집니다.
알츠하이머병 1단계인 경우가 많습니다.
생로병사의 비밀, 뇌 노화의 과정 중 병(病)의 시작으로 볼 수 있습니다.
병이 자라고 있는 미병(未病)의 단계입니다.

60대, 뇌세포재활치료의 골든 타임!

60대 전후로 기억 중추인 해마가 위축되기 시작하여
기억 저장이 어려워지기 시작합니다.
꼭 기억하겠다고 신경을 써도
기억이 되지 않는 경우가 생깁니다.
회상 능력이 지연되기 시작하여
단어를 떠올리는 데 시간이 걸릴 수 있습니다.
새로 배우는 속도가 늦어집니다.
알츠하이머병 2단계인 주관적인지장애인 경우가 많습니다.

70대, 누구나 뇌세포재활치료 해야!

70대 전후로 노화가 뚜렷해지기 시작하여
사건이나 경험했던 일을 떠올리는 능력이 더욱 나빠지고,
전두엽이 약해지면서 집중하고, 판단하고,
문제를 해결하는 능력이 떨어집니다.
인지력 저하가 객관적으로 나타납니다.
알츠하이머병 3단계인 경도인지장애인 경우가 많습니다.
70대 후반부터는 개인차가 커져 그런 대로 유지되거나
경도인지장애가 뚜렷해지거나 치매로 진행됩니다.
생로병사의 비밀, 뇌 노화의 과정 중 사의 단계로
접어들었다고 볼 수 있습니다.
이미 많이 진행된 병인 이병(已病, 이미 이, 병 병) 단계이며
사의 시작으로 볼 수 있습니다.

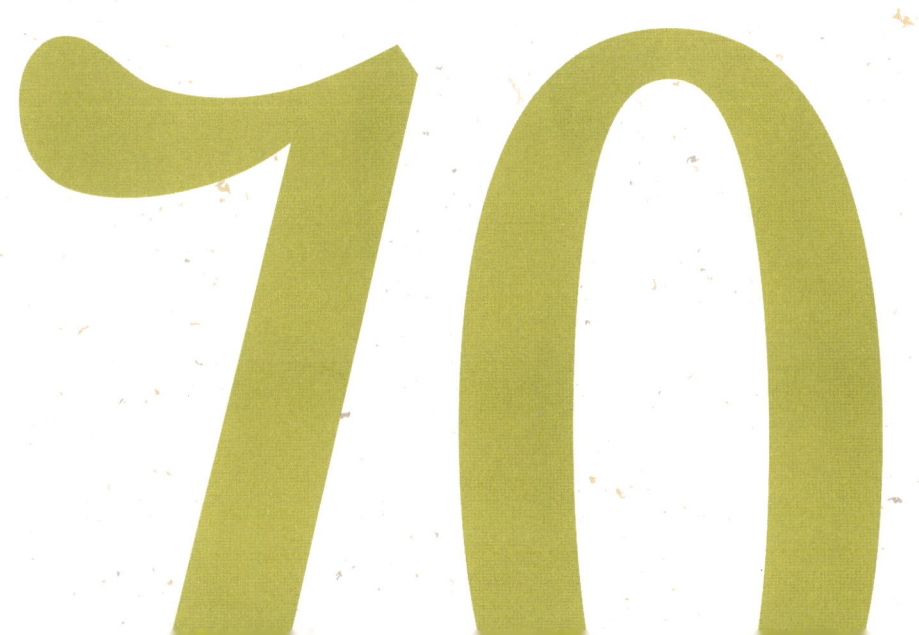

80대, 원금이 적어도 이자는 늘려야!

80세 전후로 치매가 될 가능성이 있는 사람의 뇌가
약해지는 과정입니다.
현재 내 나이와 이런 흐름을 비교해서
거의 비슷하면 80세 전후로 치매가 될 수 있고
이보다 빠르면 65세 전에도 치매가 될 수 있습니다.
이런 흐름보다 더 천천히 진행되고 있어야
노후의 뇌 건강이 좋을 수 있습니다.

90대, 누가백활 축하해요!

생로병사의 비밀, 뇌 노화의 과정 중
이런 흐름보다 빠르면 치매예방에 더 적극적이어야 합니다.
이보다 10년 이상 늦게 진행되고 있다면
90대 초반까지는 치매가 되지 않을 가능성이 큽니다.
100세가 넘어도 삶에 큰 문제가 없을 것으로
추정할 수 있습니다.
이런 변화보다 빨리 나빠지고 있다면,
80세가 되기 전에 치매가 될 가능성이 큽니다.
치매예방과 치매 치료를 적극적으로 해야 합니다.

목차

들어가는 글 · 10

프롤로그 · 14

I. 치매! 나는 몰라도 돼!

잘못 알고 있거나 모르는 것? · 40

"치매는 아니야! 치매는 벽에다 똥칠하는 병이잖아?" · 41
"나는 절대로 치매에 걸리지 않을 거야!" · 42
"설마 내가 치매에 걸리겠어?" · 44
"나는 그렇게 오래 살지 않을 거야! 절대로!" · 46

저 멀리 바다 냄새가 난다 · 50

평균 수명의 의미 · 50
"우리 나이에는 다 그래!" · 52
60대 중반인 주인장 씨의 미래와 해결책 · 54
경도인지장애가 60대 초반에 시작되었지만 · 56
성격이 고약해지거나 안 하던 짓을 하면 · 57

머리가 나빠지는 속도 · 60

　세월 참 빠르다   · 60
　머리가 나빠진 정도   · 63
　나는 어디쯤 가고 있을까?   · 67
　기억력의 저하 곡선과 나이에 따른 뇌의 변화   · 70
　계단식으로 나빠지는 혈관치매   · 71

2. 치매란 무엇인가?

치매란? · 78

　정신이 나간 병   · 79
　호랑이에게 물려가도 인지 예비능이 충분하면   · 81
　주요 치매와 뇌의 변화   · 85
　노환, 노망 그리고 치매   · 86
　치매의 초기 증상   · 88

치매 왜 생길까? · 94

　치매의 발병 이유   · 94
　집과 뇌세포   · 96
　머리가 나빠지는 나이   · 97
　65세 이전에 발병하는 초로기 알츠하이머치매   · 100
　65세 이후에 발생하는 알츠하이머치매   · 101

알츠하이머치매가 되는 과정　· 103
　　뇌세포의 변화 과정　· 104
　　치매가 난치인 이유와 대책　· 106
　　알츠하이머치매의 전 단계　· 109
　　알츠하이머치매(알츠하이머병 4~7단계)　· 115
　　"검사했는데 괜찮다고 하더라!"　· 122

치매의 종류　· 124
　　알츠하이머치매　· 125
　　혈관치매　· 126
　　전두측두엽치매　· 129
　　레비소체/파킨슨병치매　· 130

3. 치매를 이기는 방법(Solution)

치매예방　· 136
　　정상 노화 열차로 빨리 바꿔 타야!　· 136
　　치매예방 14가지 방법　· 139
　　치매를 예방하는 5가지 원칙　· 141
　　좋은 식단　· 146
　　좋은 뇌 운동　· 149

치료 · 153

신경가소성 치료 · 153
인지기능개선제 · 155
인지기능개선제의 종류 · 156
새로운 약물 · 157
성격과 행동 장애의 치료 · 160

예방치료 · 162

과학적 지식 vs. 경험적 지혜 · 162
한의학적 뇌세포재활치료 vs. 신경가소성 · 165
뇌세포재활치료 · 166
뇌세포재활치료는 언제부터 받아야 하나? · 169
뇌세포재활치료로 얼마큼 좋아지나? · 171

나오는 글 · 180

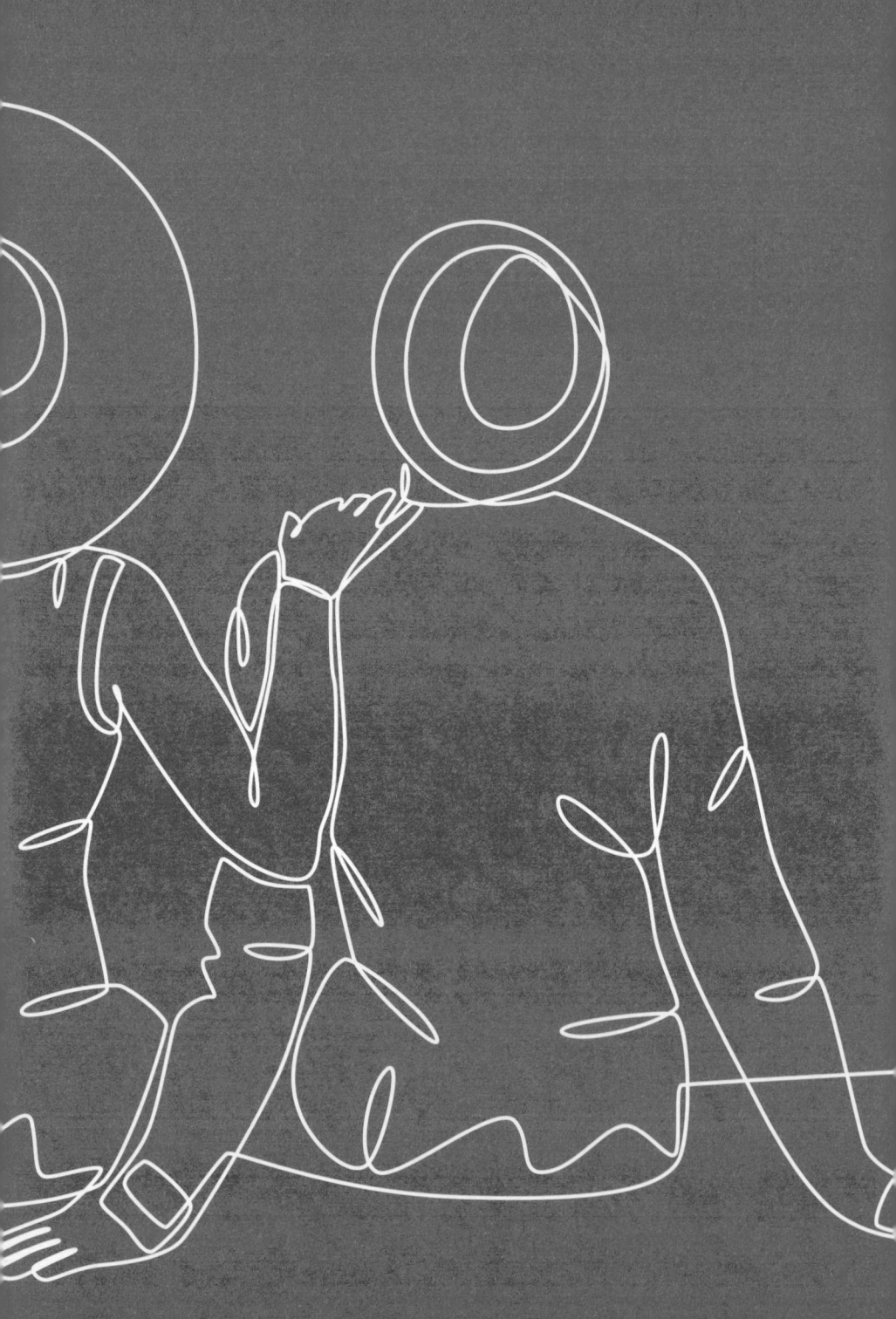

치매는 누구에게나 오는 무서운 병입니다.
가장 무서워하는 병 1위가 되었습니다.
40년 넘게 다양한 질병의 진료를 해 왔습니다.
최근 15년 넘도록 치매 환자만 보면서 깨달은 사실과 함께
치매예방과 치매 치료에 대한 모든 경험을
이야기하려 합니다.

1.
치매! 나는 몰라도 돼!

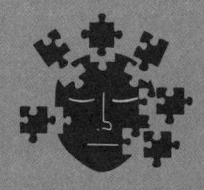

잘못 알고 있거나 모르는 것?

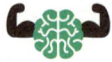

현재 우리는 인류 역사상 가장 긴 수명을 누리고 있습니다. 그렇다면 늘어난 삶의 시간에 맞춰 생각도, 생활도, 건강에 대한 개념도 과거와 달라져야 하지 않을까요?

'누구의 도움 없이, 가족과 함께 살며, 백세까지 빛나게, 활동하는 인생', 즉 '누가백활'이 삶의 목표가 되어야 합니다. 꿈과 목표를 갖고 치매를 예방하면서 살면 누가백활을 누릴 수 있습니다.

다음은 치매 환자를 보면서 사람들이 가진 흔한 편견입니다.

"치매는 아니야! 치매는 벽에다 똥칠하는 병이잖아?"
"나는 절대로 치매에 걸리지 않을 거야!"
"설마 내가 치매에 걸리겠어?"
"나는 그렇게 오래 살지 않을 거야, 절대로!"
"치매? 먼 훗날의 일인데!"

"치매는 아니야! 치매는 벽에다 똥칠하는 병이잖아?"

"치매는 아니야! 치매는 벽에다 똥칠하는 병이잖아?" 물론 요즘 이렇게 말하는 사람은 없지만, 가족도 환자 자신도 치매라는 사실을 부정하는 경우는 많습니다. 치매에 대한 인식이 잘못되었기 때문인데요. 예전보다 인식이 많이 바뀌었지만, 더 바꿀 필요가 있습니다. 치매는 머리가 많이 나빠진 병이지만, 머리가 빠르게 나빠지고 있을 때도 치매로 봐야 합니다. 증상도 중요하지만 병의 본질이 더 중요합니다.

치매를 '벽에다 똥칠하는 병'으로 알던 시절이 있었습니다. 대소변을 가리지 못한다면 이는 말기치매입니다. 요즘은 홀로 살아가는 능력이 불가능해지면 치매라고 판단합니다. 이렇게 기본적인 생활 능력조차 사라져 혼자 살 능력이 많이 떨어지면 중기입니다. 그러니 초기에는 치매인 줄 잘 모르는 사람이 아직도 많을 수밖에 없습니다. 보통은 본인과 가족을 위해 돈을 벌거나 가사를 꾸리는 등의 생산적 활동 능력이 확연하게 떨어졌을 때를 치매의 초기로 봅니다.

사람들의 치매에 대한 인식이 점점 치매의 진단 기준에 가깝게 변해 왔습니다. 그러나 치매에 대한 인식을 더 바꾸어야 합니다. 겉으로 드러나는 치매의 증상보다 속에서 뇌가 빠르게 나빠지는 것이 치매의 본질입니다. 진단적으로는 일상생활 능력이 확연하게 떨어질 때부터지만, 치매의 전 단계인 경도인지장애는 물론 그 전 단계인 주관적인지장애도 치매의 범주에 넣어야 합니다. 더 정확하게는 이보다 더 전 단계인 건망증이 생길 때부터를 치매의 시작으로 봐야 합니다.

치매를 일찍 발견하고 치료하면 약간의 증상 호전과 진행 과정을 다소 늦출 수 있지만, 결국에는 말기로 진행되고 배변을 의식하지 못하는 상태가 됩니다. 물론 늦게 치료를 시작하는 경우보다는 좋지만 말입니다. 이와 다르게 가성치매는 원인을 제거하면 완치되기도 합니다. 혈관치매는 잘 치료하면 진행을 많이 늦추거나 거의 멈출 수도 있습니다.

이런 이유로 뇌가 나빠지는 느낌이 든다면 치매예방 노력을 적극적으로 시작해야 합니다. 뇌세포는 재생이 거의 되지 않기 때문에 뇌세포가 약해지는 것을 최대한 방지해야 합니다. 주관적인지장애일 때부터는 뇌세포재활치료를 시작해야 합니다.

"나는 절대로 치매에 걸리지 않을 거야!"

"나는 절대로 치매에 걸리지 않을 거야!"라고 생각하는 사람이 많습니다. 그리고 치매는 나에게 일어날 문제가 아니라고 생각하거나 아예 치매라는 병을 의식하지 않는 것도 이와 별반 다름이 없습니다.

저 역시 치매에 걸릴 리가 없고 치매는 제 문제가 아닌 줄로 알았습니다. 가족과 가까운 친척 중에 암에 걸린 사람도, 치매가 된 사람도 없었습니다. 치매나 암 따위는 남의 문제이지, 제 문제는 아니었습니다. 어머니가 위암에 걸리고 외삼촌이 치매가 되기 전까지의 생각이었습니다.

가까운 친척들이 연로해지면서 암에 걸린 사람도, 치매가 된 사람도 하나둘 생겨났습니다. 저 역시 육십 대 초중반에 위암 수술을 받았고, 칠십 대로 들어서고 있는 지금은 치매의 전전 단계인 주관적인지장애입니다.

지금 나이에 주관적인지장애인 경우 아무렇게나 살면 팔십이 되기 전에 치매가 될 수도 있습니다. 반면에 열심히 예방하면서 살면 치매가 되지 않을 수도 있습니다. 저는 백세시대에 치매가 되지 않기 위해 열심히 예방 노력을 하고 있습니다. 뇌세포재활치료도 정기적으로 하고 있습니다. 유전적 체질도 중요하지만 식습관, 생활 습관의 개선을 통한 예방 노력과 예방치료가 더 중요하기 때문입니다.

치매 중 알츠하이머치매는 유전의 영향을 많이 받습니다. 알츠하이머치매 환자의 약 1~2%는 유전병으로 주로 65세 이전에 발병합니다. 20% 정도는 아포E4 유전인자를 가지고 있으며, 없는 사람보다 65세 이후 치매 발병이 4배 정도 증가합니다. 나머지 20% 정도는 다른 유전적 요인으로 발병이 증가합니다. 나머지 60% 정도는 잘못된 생활 습관으로 발병합니다. 다시 말하면, 알츠하이머치매는 유전병인 1~2%를 제외하고는 주로 잘못된 생활 습관으로 발병합니다.

오래 살면, 누구나 치매가 될 수 있습니다. 치매는 내 문제입니다. 내 부모님이 치매가 될 수 있고, 내가 치매가 될 수 있고, 내 자식에게도 부담을 줄 수 있기에 "치매? 내 문제는 아니다!"라고 말할 수 있는 사람은 없습니다. "나는 절대로 치매에 걸리지 않을 거야!"라고 다짐하고 치매예방 노력을 해야 합니다. 또한, "나는 절대로 치매에 걸리지 않을 거야!"라는 근거 없는 낙관으로 치매예방에 나쁜 생활을 하는 게 아닌지 한 번 들여다봐야 합니다.

"설마 내가 치매에 걸리겠어?"

"설마 내가 치매에 걸리겠어?"라고 생각하는 사람이 많습니다. '설마가 사람 잡는다!'라는 말도 있죠. 암이나 치매의 참담함을 미리 맛본다면 '설마?'에 안주하지는 못할 겁니다. '설마? 내가 암이 되겠어?', '설마? "내가 치매가 되겠어?' 자신에게 무한 관대하기 때문에 할 수 있는 말입니다.

뿌린 대로 거둔다고 하지요. 오늘 어떤 생각을 하고, 어떻게 사느냐에 따라 노후의 건강도 달라질 수밖에 없는데요. 건강을 위해 오늘 뿌린 만큼만 노후 건강을 수확할 수 있습니다. 뿌리지 않아도 거둘 수 있다고 착각하는 사람도 있습니다. 노력하지 않아도 자신은 노후에 건강할 것이라고 낙관하는 경우입니다. 근거 없는 낙관은 자신에게 관대한 심리에서 나옵니다. 그 안일한 마음 때문에 노후에 겪어서는 안 될 일을 겪게 됩니다.

근거 없는 낙관도 문제지만, 당장 닥친 일이 더 중요해 건강을 돌볼 수 없는 사람도 있죠. 오래된 지인이 20년 만에 미국에서 왔습니다. 남의 나라에서 뿌리를 내리기 위해 환갑이 넘도록 전투적인 삶을 살았다고 합니다. 반가운 것은 잠깐이고, 지인의 이야기에 마음이 아렸습니다. 오는 11월이면 암에서 졸업한다고 지인은 웃으며 말했습니다. 머리까지 암세포가 퍼진 말기 췌장암으로 두 달밖에 살 수 없다는 이야기를 들었지만 벌써 4년이 지났다고 합니다.

내년 1월이면 저 또한 위암을 수술한 지 만 7년이 됩니다. 항암 약물치료를 받는 것이 좋다고 했지만, 많은 생각 끝에 약물치료는 하지 않았습니다. 대신 암의 재발과 치매예방을 위해 가능하면 좋은 환경에서 지내고, 자연요법에도 신경을 많이 쓰면서 건강관리를 했습니다. 다행히 지금은 건강하며, 열심히 활동하고 있습니다.

저 역시 지인처럼 건강을 돌보지 못하고 살았습니다. 의사가 암에 걸리는 것은 창피한 일입니다. 암에 걸린 것은 앞만 보고 달려온 결과물입니다. 앞만 보고 달린 저변에는 건강에 대한 근거 없는 낙관이 깔려 있었습니다. 바로 "설마?"지요. 암으로 겪는 고통을 미리 맛볼 수 있었다면 건강부터 살폈을 것입니다. 이렇게 건강이 일보다 우선순위에서 밀리게 된 저변에는 의식적이든 무의식적이든 근거 없는 낙관인 "설마?"가 깔려 있었던 것입니다.

낙관적인 마음의 바탕에는 자신의 허물에 대해 관대한 심리가 있기 때문입니다. 과음이나 흡연 같은 것이 남에게는 해롭다고 해도 자신에게는 큰 문제가 되지는 않을 것이라고 착각했습니다. 뿌린 대로 어김없이 돌려받는 데도 말입니다. 인생은 탐닉할 수 있는 것이 아니죠. 몸과 마음의 철저한 수양이 필요한 여정입니다.

암에 걸려도 지인이나 저처럼 건강을 다시 찾을 수 있습니다. 그러나 치매는 다시 건강한 머리로 돌아가기 힘듭니다. 치매가 되기 오래전, 건강할 때부터 예방하고 치료해야 합니다.

"나는 그렇게 오래 살지 않을 거야! 절대로!"

"나이 들면 다 그렇지 뭐", "아프기 전에 죽으면 되지!", "나는 그렇게 오래 살지 않을 거야! 절대로!"

치매 환자를 진료할 때 많이 듣는 이야기입니다. 치매에 대하여 자세히 알려 드리면 대부분 이런 말을 합니다. 우리는 노후 건강을 포기하거나 외면하는 경우가 많습니다. 나이 들면 아프거나 정신 없어도 괜찮을까요? 아프기 전에 우리 마음대로 죽을 수 있을까요?

그렇지 않죠. 나이 들어 아프면 더 아프고, 더 서러운 일입니다. 젊어서도 나이 들어서도 아프지 말아야 합니다. 아니 '누가백활'을 할 수 있어야 합니다. 누구의 도움 없이 요양원 가지 않고 백세까지 빛나게 활동하는 것을 목표로 준비하고 관리하며 살아야 합니다. 건강하지 못하면 아픈 노후가 길어집니다. 관리하지 않고 습관을 소홀히 하면 치매로 고생할 수 있습니다. 치매로 오래 살 수도 있습니다.

누가백활로 가고자 한다면 젊어서부터 시작해야 합니다. 노후 건강의 패러다임을 바꾸어야 합니다. 그러기 위해 꿈과 목표를 갖고 열심히 살아야 합니다. 건강을 일찍부터 돌보면 굵고 오래 살 수 있습니다. 치매가 되기 전에 운명하고 싶으면 오히려 건강을 굵게 만들어야 합니다. 반면에 건강을 돌보지 않으면 일찍 치매가 되고, 치매로 오래 살아야 합니다. 치매가 되기 전 우리 마음대로 운명할 수 없습니다. 굵고 길게 살아갈 수 있도록 노력해야 합니다.

젊어서부터 건강을 돌보고, 나이 들어도 아프지 않고, 정신이 멀쩡해야 합니다. '누구의 도움 없이, 가족과 함께 살며, 백세까지 빛나게, 활동하는 인생을'이 삶의 목표가 되어야 합니다. 남의 이야기로 듣는다면 나중에 크게 후회합니다.

혹시 이런 착각을 하고 계시지 않는지요?

"나는 그렇게 오래 살지 않을 거야! 절대로!", "먼 훗날의 일인데!" "뭘?"

젊은 사람은 먼 훗날이라고 하지만 나이 든 분들은 세월이 짧다고 합니다. 어제와 오늘이, 오늘과 내일이 다르지 않기 때문이죠. 먼 훗날은 결코 멀리 있지 않습니다.

어제와 오늘과 내일은 나눈 것일 뿐, 시간은 연속적이죠. 그리고 그 속에 있는 나는 항상 똑같은 나일 뿐입니다. 멀리 보이는 것이 지나고 보면 잠깐인 것처럼 내일의 내일이 결코 먼 곳에 있는 것이 아닙니다.

노후는 먼 훗날이 아니고 눈 깜빡할 사이에 옵니다. 지금 건강을 챙기지 않는다면 눈 깜빡할 사이에 병들거나 치매 노인이 되어 있을 수 있습니다. 먼 훗날은 생각보다 멀리 있는 것이 아닙니다.

건강을 챙긴다는 것은 도시락을 챙겨서 멀리 떠나는 것과 같습니다. 음식점도, 밥을 나눠 줄 수 있는 사람도 없는 세상에서 말입니다. 번거롭고 불편하다고 빈손으로 떠나면 결국 굶주림 상태로 목적지에 도착할 수밖에 없겠죠.

도시락은 조그만 노력입니다. 달구지에 쌀 한 가마니와 솥을 싣고 가는 거창한 행보가 아닙니다. 누구나 조금만 신경을 쓰면 쉽게 할 수 있습니다. 운동으로 매일 108배를 하는 사람이 있습니다. 18배만 해도 안 하는 것보다 좋습니다. 즉 108배의 6분의 1 노력으로도 50%의 효과를 얻을 수 있습니다. 시작이 반입니다. 치매예방 노력도 마찬가지입니다.

치매를 먼 훗날의 일로 받아들이지 말고, 오늘부터라도 당장 치매예방 노력을 해 보세요. 완벽하지 않아도 괜찮습니다. 열심히 하지 않아도 괜찮습니다. 시작만 하세요.

저 멀리 바다 냄새가 난다

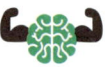

바다와 가까워질수록 바다 냄새가 많이 납니다. 여기서 바다는 '치매의 바다'입니다. 먼 곳은 주관적인지장애이며 가까운 곳은 경도인지장애입니다.

나이 많은 사람의 치매예방 골든 타임은 경도인지장애이지만, 비교적 나이가 적은 사람은 주관적인지장애가 골든 타임입니다.

평균 수명의 의미

여섯 쌍둥이가 평균 수명 나이가 되었을 때의 모습입니다. D처럼 3명은 운명했습니다. 3명은 살아 있는데 C는 치매입니다. B는 경도인지장애입니다. A는 임상적으로 정상입니다. 평균 정도의 건

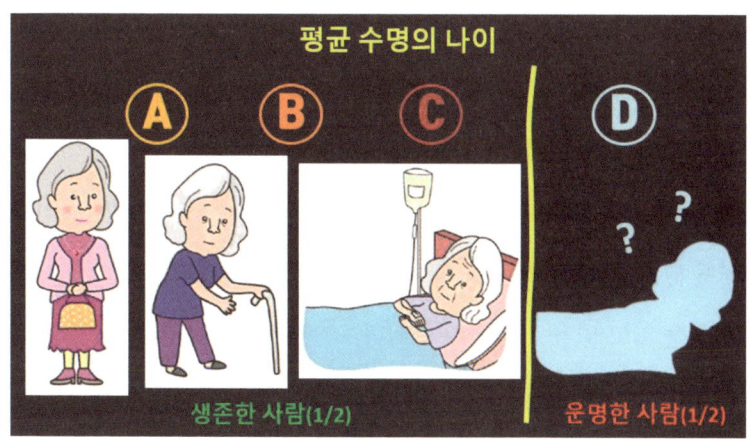

〈그림 1-1〉

강이라면 평균 수명 나이가 되었을 때 운명했을 가능성이 1/2이고, 생존해도 생존자의 1/3이 치매입니다. 즉 건강이 보통이라면 남자는 82세, 여자는 87세가 되면 2/3가 치매가 되거나 운명했을 수 있습니다.*

2023년 기준 한국인의 평균 기대수명은 83.5세이며, 남자는 80.6세, 여자는 86.4세입니다. 1970년에는 남자는 58.7세, 여자는 65.8세로 평균 62.3세였습니다. 53년 새 수명이 21.2년이 늘었습니다. 해마다 평균적으로 0.4세가 증가한 셈이죠. 현재 홍콩, 일본에 이어 세계 3위 수준입니다. 2030년에 태어나는 여자아이는 세계에서 처음으로 평균 90세가 찍혀 가장 장수할 것으로 추정되고 있습니다. 남자도 3번째로 오래 살 것으로 추정되고 있습니다.

평균 기대수명인 남자가 81세가 되거나 여자가 87세가 되면 그림과 같이 약 반은 운명했다는 이야기인데요. 나머지 반을 차지하는 생존자의 1/3 정도는 치매가 되었을 것으로 추정할 수 있습니다. 이 말은 친구들과 비슷한 평균 정도로 건강하다면 평균 수명 나이가 되었을 때 운명했을 확률이 절반이고, 살아 있어도 치매가 될 가능성이 생존자의 1/3입니다. 치매 이외에도 암, 대사질환, 근골격계질환 등을 앓고 있을 가능성이 큽니다.

그림에서 보듯이 노후 건강이 더 중요해지고 있습니다. 노후 건강을 좌우하는 것은 뇌 건강입니다. 뇌를 건강하게 가꾸어야 하는 이유는 치매예방뿐만이 아닙니다. 뇌가 똑똑할수록 행복하고 건강할 수 있기 때문입니다. 뇌가 모든 신체 기능을 관장한다는 것은 모두가 아는 상식이죠? 뇌 기능이 좋아야 백세까지 걸어 다니며 활동할 수 있습니다. 이 점을 목표로 반드시 건강관리에 힘써야 합니다. 목적지를 정해 놓고 떠나는 여행과 목적지 없이 그저 즐겁게 돌아다니는 여행은 차이가 어마어마하니까요.

"우리 나이에는 다 그래!"

"우리 나이에는 다 그래!" 주관적인지장애(주관적기억력감퇴)가 된 '주인장' 씨가 기억력이 많이 떨어졌다고 걱정하는 경도인지장애가 된 '경인장' 씨를 위로하며 한 말입니다. 요즘 자주 만나는 초로의 은퇴한 친구들입니다. 치매가 된 '치매' 씨를 같이 문병하기 위해 모이기로 한 것입니다. 오늘도 경인장 씨가 약속을 놓쳤습니다. 단순건망증이 생긴 '단건' 씨의 전화를 받고서야 약속 장소에 나타난 것입니다.

나이 들면서 건망증이 늘고, 그렇게 주관적인지장애가 되고, 경도인지장애를 거쳐 치매가 됩니다. 단건 씨와 주인장 씨는 약속 시각보다 미리 도착해 이야기를 나누고 있었습니다. 경인장 씨가 늦자 단건 씨가 전화로 확인해 보니 경인장 씨는 약속이 있는 것을 잊고 있었습니다. 전화를 받고서야 약속이 떠올랐다고 하는데요. 문제는 이런 일이 처음은 아니라는 것입니다.

경인장 씨는 깜빡하는 경우가 많아졌다고 합니다. 신경을 썼는데도 약속을 잘 잊어버린다고 합니다. 이에 주인장 씨가 "우리 나이에는 다 그래!"라고 위로한 것입니다. 다 그럴 수 있다는 생각과는 달리 위로받는 경인장 씨는 얼마 지나지 않아 치매가 될 수 있습니다.

그럼 위로하면서 안도하는 주관적인지장애 상태인 주인장 씨는 어떻게 될까요? 주관적인지장애의 기간은 경도인지장애보다 훨씬 길어 앞으로의 변화는 사람마다 차이가 큽니다. 지긋한 나이에 주관적인지장애가 되면 큰 문제가 없습니다. 그러나 젊은 나이에 주관적인지장애가 되면 문제가 다릅니다. 주인장 씨도 잘못 살면 6년 이후에는 치매가 될 수 있습니다. 물론 예방 노력을 잘하면서 살면 치매가 되지 않을 수도 있겠죠.

주인장 씨의 "우리 나이에는 다 그래!"라는 말처럼 그 나이에 주관적인지장애가 되거나 경도인지장애가 된 사람은 많습니다. 그렇다고 그 나이에 '경인장'이나 '주인장'이 된 사람이 앞으로 괜찮다는 건 아닙니다. 내 나이에 다 그런 사람에 속한다면, 때가 되면 나도 치매가 될 수밖에 없습니다. 평균 수명 나이가 되면 운명했거나 치매가 되었을 가능성이 거의 100%이기 때문입니다. 이는 정말 중요한 사실입니다.

세상에서 가장 나쁜 병은 "우리 나이에는 다 그래!"라는 병입니다.

60대 중반인 주인장 씨의 미래와 해결책

불행하게도 경인장 씨는 앞으로 몇 년 내에 치매가 될 가능성이 큽니다. 그러면 "우리 나이에는 다 그래!"라고 경인장 씨를 위로하며 스스로는 안심하는 주인장 씨는 괜찮을까요?

60대 중반인 주인장 씨의 미래를 추측해 보겠습니다. 개인마다 그렇다고 느끼는 정도의 차이가 크기 때문에 오차가 클 수 있습니다만, 뇌 노화의 큰 흐름을 이해하면 '다 그렇다'는 군중심리에 숨지 않고 예방 노력을 할 가능성이 커지겠죠. 다음은 주인장 씨가 변해 갈 미래 모습을 추측한 내용입니다.

주인장 씨는 100세까지 살 것으로 기대하고 있습니다. 참고로 "우리 나이에는 다 그래!"라는 사람 속에 들어가면 평균 이하일 가능성이 큽니다. 평균 이하인 주인장 씨는 평균 수명인 81세까지 살 가능성이 적습니다. 그때까지 살아 있다고 해도 치매가 될 가능성이 매우 큽니다.

주관적인지장애의 기간은 경도인지장애보다 깁니다. 주인장 씨가 경도인지장애와 가까이 있다면, 6년에서 10년 뒤인 70대 초중반에 치매가 될 수 있습니다. 다행히 주간적인지장애가 중간쯤 진행되었다면 평균 수명쯤 나이에 운명할 가능성이 큽니다. 운명하기 몇 년 전에 치매가 될 가능성도 큽니다. 60대 중반인 주인장 씨와 달리 80대가 주관적인지장애라면 100세 이상 살고 치매가 되지 않을 수 있습니다.

주인장 씨는 지금부터라도 치매예방 노력을 적극적으로 해야 합니다. 뇌세포재활치료도 자주 받아야 합니다. 노력하면 평균 수명 나이가 되어도 치매가 되지 않을 수 있습니다. 반면에 경인장 씨는 치매가 될 날이 얼마 남지 않았습니다. 젊은 나이에 경도인지장애가 되면 치매를 완전히 막기는 쉽지 않습니다. 그럼에도 경인장 씨는 뇌세포재활치료를 계속 받아야 합니다.

뇌세포재활치료는 의학적 치료 개념이 아닙니다. 의학 지식에 한의학적 지혜를 융합하여 개발한 한약 치료입니다. 치매는 의학적으로 난치병입니다. 의학적 패러다임으로 볼 수 없는 부분을 한의학적 패러다임으로 접근하여 인식의 폭을 넓혔습니다. 깜깜한 밤에 눈을 뜨고 갈 수 없다면 지팡이를 의지하여 잘 가는 사람을 따라가야 합니다. 바로 뇌세포재활치료 한약입니다.

경도인지장애가 60대 초반에 시작되었지만

70대로 들어서는 S 대표는 약 10년 전부터 뇌세포재활치료를 받고 있습니다. 처음 진료할 때 이미 경도인지장애가 많이 진행된 상태였습니다. 여러모로 어눌했기 때문입니다.

다행히 6개월간의 뇌세포재활치료로 많이 호전되었습니다. 30년 이상 해 오던 익숙한 일도 벅차 업무를 놓고 있었는데 여러 일을 동시에 할 수 있을 정도로 머리가 좋아졌다고 합니다. 짧은 글을 읽어도 머리에 남는 것이 없을 정도로 기억력이 많이 나빠졌는데, 젊은 시절만큼 회복되었다고 했습니다. 말도 어눌했는데 유창해졌습니다.

치료로 많이 호전되어 S 대표는 크게 좋아했지만, 저는 의사로서 걱정이 앞섰습니다. 왜냐하면 본연의 업무를 볼 수 없을 정도로 나빠지면 치매가 되었을 수 있습니다. 그러나 많이 호전된 느낌이 들면 경도인지장애일 가능성이 큽니다. 경도인지장애라 해도 오래 지나지 않아 치매로 진행될 가능성이 크기 때문입니다.

다행히 기억력이 떨어질 때마다 6개월씩 뇌세포재활치료 한약을 복용하면서 10년을 넘겼습니다. 최근에는 기억력이 크게 나빠져 6개월 동안 보충 치료를 진행했습니다. 치료가 끝나고 오히려 10년 전보다도 머리가 좋아졌다고 합니다.

60세에 경도인지장애로 진단받으면 몇 년 내에 치매가 될 가능성이 큽니다. 경도인지장애일 때 치료를 시작하는 것은 주관적인지장애일 때 치료를 시작하는 것보다는 못합니다. 주관적인지장애일 때 치료하면 호전되는 느낌이 크지 않습니다. 다행히 S 대표는 중간 중간에 치료를 받으면서 치매가 되지 않고 잘 관리하고 있습니다.

성격이 고약해지거나 안 하던 짓을 하면

"죽을 때가 되었나?"
"왜 안 하던 짓을 해?"

듣기 거북한 말이죠. 잘 아는 사람의 성격이나 행동이 많이 바꿔었을 때 걱정하거나 핀잔을 줄 때 이런 말을 합니다. 슬프고 아픈 말이지만 틀린 말은 아니죠. 안 하던 짓을 하는 이유는 뇌가 나빠졌기 때문입니다.

뇌가 나빠지는 곳에 따라서 나타나는 증상이 다른데요. 보통은 기억력이 먼저 떨어지지만, 기억력은 멀쩡한데 성격과 행동이 먼저 바뀌는 경우도 더러 있습니다. 화를 잘 내거나 성질이 고약해지거나 부적절한 성적 욕구를 보이거나 반사회적 행동을 하거나 남을 배려하거나 눈치를 살피지 못할 수 있습니다. 때로는 활발하던 사람이 아무것도 자발적으로 하지 않고 방에만 있으려고만 할 수도 있습니다. 말하자면 안 하던 짓을 하는 것이죠.

안 하던 짓을 하는 이유는 주로 앞머리인 전두엽이 나빠졌기 때문입니다. 45세에서 65세 사이 젊은 나이에 잘 생기는 전두측두엽치매가 대표적입니다. 전두측두엽치매의 평균 여명은, 즉 치매가 되고 살 수 있는 시간은 10년이 되지 않습니다. 게다가 진단이 늦어지는 경우가 많습니다. 안 하던 짓을 하는 정도가 심하면 이미 치매가 많이 진행되었을 수 있습니다. 살날이 많이 남아 있지 않을 수 있습니다. 제대로 보살피지 못하면 사고를 당할 가능성도 커지겠죠. 남아 있는 여명이 짧고 사고를 당할 가능성도 커서 앞으로 살날이 길지 않습니다. 이런 이유로 안 하던 짓을 하면 흔히 하는 말처럼 죽을 때가 되었을 수 있습니다.

안 하던 짓을 하는 정도의 차이는 큽니다. 기억력이 떨어진 정도에 따라 정상에서 주관적인지장애, 경도인지장애, 알츠하이머치매로 변해 가는 것처럼, 안 하던 짓을 하는 사람의 성격과 행동의 변화는 경도행동장애를 거쳐 전두측두엽치매로 진행합니다. 경도행동장애는 먼저 성격이 바뀌고, 심해지면서 행동이 바뀌게 됩니다. 이상 행동이 심해지거나 기억력 저하가 겹치면 곧 치매가 될 수 있습니다.

안 하던 짓을 하면 "죽을 때가 되었나?"라고 생각하지 말고 치매 검사를 받게 해야 합니다. 전두측두엽치매나 경도행동장애일 가능성이 크기 때문입니다. 그냥 내버려 두면 나쁜 치매가 되기 쉽고, 노망들었다는 소리를 들을 가능성도 큽니다. 생을 마감할 날이 길지 않을 수 있습니다.

이런 상황일 때 포기하지 말고, 적극적으로 치료하기를 바랍니다. 사실 새로운 환자를 만나면, 진료를 시작하고 이런저런 증상을 점검합니다. 오랜 기간 치매 치료를 하면서 안타까운 일이 한두 가지가 아닙니다. 조금이라도 삶의 질이 좋아졌을 때 젊은 보호자의 관점에서 보면 별것 아니고 만족하지 못할 수 있지만, 점점 치매로 가고 있는 환자에게 '조금'은 큰 영향력 있는 환경입니다.

머리가 나빠지는 속도

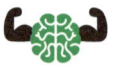

노화 자체는 점점 가속도가 붙는 가속 열차입니다. 뇌가 건강할 때는 노화 속도가 느립니다. 그래서 나빠지는 것을 알아차리기 쉽지 않습니다. 이럴 때 잘 알아차리고 뇌세포재활치료를 한다면, 천천히 흐르는 물길을 쉽게 거슬러 오르듯이 머리를 회복시킬 수 있습니다. 반면 뇌가 약해질수록 노화 속도가 빨라집니다. 빠른 물길을 거슬러 오르기 힘든 것처럼 뇌를 회복하기 점점 힘들어집니다.

세월 참 빠르다

나이 든 분을 찾아뵐 때 듣기 쉬운 이야기죠.
"세월 참 빠르다!"

"별로 한 것도 없는데 벌써 다 살았어!"

세월이 빠르다고 느껴지는 것은 기억력이 떨어진 것과 관련이 많습니다. 물론 바쁘게 살아도 세월이 빨리 흘러가죠. 기억력이 떨어지면 웬만큼 중요하지 않은 기억은 거의 사라지고, 추억으로 남아 있는 기억도 적어지게 됩니다. 기억력이 좋은 젊은 시절의 짧은 세월과 기억력이 떨어진 나이 든 시절의 긴 세월 속에 들어 있는 추억의 양은 같습니다. 나이 들면 같은 양의 추억을 담고 있는 세월이 길어집니다. 이것이 시간이 빠르다고 느껴지게 되는 주된 이유입니다.

머리는 나빠져도 바로 드러나지 않습니다. 머리에는 응급 상황이나 복잡한 일 처리를 감당하기 위해 평소 필요한 것보다도 더 많은 여분의 구조물과 기능이 있습니다. 이런 예비 능력을 '인지 예비능'이라 합니다. 예비능이 줄어들면서 머리가 조금씩 나빠집니다.

예비능이 줄어들수록 복잡하고 어려운 일이나 새로운 일이 힘들어지고 귀찮아지게 됩니다. 물론 일상생활이나 일하는 데는 큰 지장은 없습니다. 이런 이유로 예비능이 많이 사라지기 전까지는 머리가 나빠지고 있다는 사실을 인지하지 못할 수 있습니다. 예비능이 줄어들면서 나타나는 증상 중 하나가 "세월 참 빠르다!"라는 느낌입니다. 치매가 되기 전에 시간부터 빨리 흐릅니다.

60대이지만 활발하게 열정적으로 일하는 사업가분을 만난 적이 있습니다. 열심히 일하다 보니 세월 가는 줄도 모르고 살았다고 합니다. 요즘 들어 예전보다 일을 덜 하게 되고 바쁘지 않은데도 세월이 왜 이렇게 빠르냐고 합니다.

올해 들어 보건소에서 인지검사를 받았다고 했습니다. 문제가 있어 대학병원에서 정밀검사도 받았다고 합니다. 경도인지장애라는 이야기를 듣고 처방을 받아 왔지만 무슨 말인지 잘 이해가 안 된다고 했습니다. 잊어버릴 때가 많아졌고, 특히 서너 가지 일을 동시에 처리하는 것이 잘 안 된다고 했습니다. 혹시 치매가 온 것이 아니냐고 걱정했습니다. 한 가지에 집중하면 아무 문제가 없는데, 여러 일을 동시에 진행하기 어렵게 되었다고 했습니다. 잘 기억되지 않는 것은 해마와 관련이 많지만, 회상이 잘 안 되거나 동시에 몇 가지 일을 할 수 있는 작업 기억 능력이 떨어진 이유는 전두엽의 기능이 약해진 것입니다.

예비능이 줄어들어 나타나는 증상으로 주관적인지장애이거나 대학병원의 정밀검사 결과대로 경도인지장애 초기일 수도 있습니다. 아직 머리가 크게 나빠진 것은 아니지만, 백세시대를 건강하게 살려면, 이때부터 뇌세포재활치료를 받는 것이 좋습니다. 이분은 예비능에 대해 이해하고 뇌세포재활치료를 적극적으로 하셨습니다. 6개월 치료가 끝나면서 기억력도 많이 회복되고 전처럼은 아니지만 두세 가지는 동시에 진행할 수 있게 되었습니다. 자신감을 찾았다면서 기뻐했습니다.

하지만 좋아지면 너무 과하게 일을 많이 하려고 합니다. 예비능이 많이 회복된 결과입니다. 자신감으로 열심히 사는 것은 좋지만, 너무 열심히 살면 오히려 나쁠 수 있습니다. 뇌 운동의 효과보다 스트레스가 되거나 베타아밀로이드, 활성산소 등이 많이 만들어지기 때문입니다.

무엇이든지 과하면 오히려 나쁠 수 있습니다. 치매예방에 합당하게 자신을 잘 지켜 가야 한다고 했습니다. 이처럼 자신을 잘 가꾸면서 노후로 가야 합니다. 몸의 신호를 무시하고 밀어붙이는 성격을 가진 분들에게 간곡하게 말씀드리는 내용입니다.

부모님이나 배우자가 시간이 빠르다고 자주 말씀하시면, 기억력이 많이 떨어진 것이 아닌지 면밀히 살펴보기를 권합니다.

머리가 나빠진 정도

치매는 어느 날 갑자기 걸리는 것이 아닙니다. 오랜 세월에 걸쳐서 치매로 변한 것입니다. 갑자기 걸리는 것처럼 보이는 혈관치매도 있지만, 이것도 따지고 보면 오랜 세월에 걸쳐 심혈관질환이 심해져 온 것입니다.

문제는 치매는 초기에 발견해도 뇌가 이미 많이 망가져 있다는 데 있습니다. 망가진 뇌를 회복시키는 데는 한계가 있습니다. 뇌세포 재생은 거의 불가능하며, 뇌세포의 활력 회복도 제한적으로 가능하기 때문입니다. 활력 회복도 치매가 되면 회복 대상 뇌세포가 많이 부족해지고, 이마저도 점점 더 빠르게 줄어듭니다.

뇌세포의 활력 회복은 두 가지 방법으로 가능합니다. 하나는 인지재활치료나 운동 등으로 뇌를 자극하여 시냅스를 단련하는 방법이며, 다른 하나는 약해진 뇌세포의 체력을 회복시키는 뇌세포재활치료입니다. 치료 대상 뇌세포가 많이 남아 있을수록 효과가 큽니다. 그렇기에 머리가 나빠지고 있음을 빨리 알아차리고, 치매예방 노력을 시작해야 합니다.

머리가 나빠지고 치매로 변해 가는 과정은 고속도로가 허물어져 가는 것과 같습니다. 일상적인 생활을 위해 편도 3차선의 고속도로가 필요하다면 태어날 때는 편도 10차선으로 태어납니다. 이렇게 교통량을 기본적으로 감당할 수 있는 3차선보다 더 많이 만들어진 7차선은 여분의 차선으로 '인지 예비능'이라 합니다. 3차선이면 지나갈 수 있는 자동차가 10차선에서 달리면 시속 200km 이상으로 달릴 수도 있겠지요. 이렇게 속도를 낼 수 있다는 것은 세세한 것까지 다 기억할 수 있으며 범에게 물려가도 도망칠 수 있는 능력을 말합니다.

차가 지나가고, 비바람이 불고 땅이 얼었다 녹았다 하면서 고속도로가 약해져 갑니다. 한동안은 그래도 잘 버텨 주지만 시간이 한참 지나면 바닥에 미세한 균열이 생기면서 외형으로는 10차선이지만 기능적으로는 9차선, 8차선 정도로 나빠집니다. 차가 달릴 수 있는 속도가 시속 100km에는 쉽게 도달하지만 빨리 달리는 차를 추월하기 위해 140km 이상 달리기는 벅차지는 거죠. 추월할 정도의 속도를 내지 못하는 것은 다 기억하지 못하는 건망증과 비슷합니다. 이런 건망증을 단순건망증이라 합니다.

7차선, 6차선 정도의 기능을 할 수 있을 정도로 고속도로가 낡게 되면 100km는 넘길 수 있지만 빨리 달리는 다른 차를 추월하기 쉽지 않습니다. 예전처럼 잘 달리지 못하고 추월하지 못해 답답함을 자주 느낄 수 있습니다. 그래도 고속도로 밖에서 보면 여전히 차들이 잘 달리는 것처럼 보입니다. 항공사진을 찍어도 고속도로는 멀쩡해 보입니다. 말하자면 인지검사와 MRI 검사에는 정상입니다. 이렇게 주관적으로 답답함을 느낄 정도로 속도를 못 내는 것은 예전보다 기억력이 크게 못 해진 것을 느끼는 주관적인지장애와 같습니다.

5차선, 4차선 정도의 기능을 할 만큼 고속도로가 망가지면 빨리 달려도 시속 80km를 넘기는 힘들어집니다. 고속도로에 정체 구간이 생기게 됩니다. 객관적으로도 고속도로의 기능이 떨어진 것이 나타나는 것은 객관적으로 기억력이 떨어진 경도인지장애와 같습니다. 약속이나 중요한 일을 놓치는 등의 큰 실수를 점점 자주 하게 되며 인지검사에도 표가 나타납니다. 고속도로가 조금 무너진 상태이지만, 항공사진에 뚜렷하게 구분할 정도는 아닙니다. MRI에 조금씩 표가 나지만 쉽게 진단할 정도는 아닙니다.

3차선 이하로 줄어들면 걸핏하면 막히게 됩니다. 자동차가 제대로 다니지 못하게 됩니다. 고속도로가 망가진 것처럼 일상생활 능력이 떨어지게 된 것이 치매입니다. 항공사진에 고속도로가 허물어진 곳이 나타나기 시작합니다. 이쯤 되면 MRI로도 진단이 가능해집니다. 고속도로의 기능이 2차선 정도로 더 나빠지는 것처럼 머리가 나빠지면 중기, 1차선 정도로 되면 말기라고 볼 수 있습니다.

이렇게 고속도로가 망가져 가듯이 뇌의 예비능이 줄어들면서 머리가 나빠지고 치매가 됩니다. 예비능이 줄어들어도 한동안은 잘 모를 수 있습니다. 주관적인지장애가 생겨도 검사로는 알 수 없을 정도로 튼튼해 보입니다. 그러나 고속도로의 내구성이 약해진 것처럼 실제로 뇌 자체는 겉보기와 다르게 약해진 상태입니다. 약해지면 점점 더 빠르게 약해집니다. 점점 더 빠르게 경도인지장애가 되고, 경도인지장애가 되면 훨씬 더 빠르게 진행하여 치매가 됩니다. 치매가 되는 데는 수십 년이 걸리지만, 치매가 되면 불과 몇 년 사이에 중기로 다시 말기로 무너지게 됩니다.

머리가 많이 나빠질수록 치료 효과나 예방 효과는 적어집니다. 반대로 일찍 시작하면 치료 효과도 예방 효과도 매우 큽니다. 치매 환자에게 그림 그리기, 서예, 스도쿠 등 가소성을 이용한 재활치료도 효과가 제한적일 수밖에 없습니다. 이런 노력을 치매가 되기 오래전부터 하는 것이 좋습니다. 머리가 나빠진 느낌을 무시하면 안 되는 이유입니다.

나는 어디쯤 가고 있을까?

앞으로 내가 어떻게 변해 갈지 추측해 볼 수 있을까요? 현재 내가 어디쯤 가고 있는지 알 수 있다면 미래를 추측해 볼 수 있겠죠? 지금 내 머리가 나빠진 정도를 알 수 있다면 말이죠.

그러나 어디쯤 가고 있는지 추측하기는 어렵습니다. 사람마다 머리가 나빠진 정도를 판단하고 받아들이는 기준이 크게 다르기 때문입니다. 또 다른 어려운 이유는 노화가 가속 열차라는 점입니다. 어디쯤 가고 있는지 잘못 판단하면 치매가 되는 나이의 차이가 크게 납니다.

이렇게 정확하지 않은데도 불구하고 내가 어디쯤 가고 있는지를 생각해 보는 것은 큰 의미가 있습니다. 치매가 되지 않기 위해서든 내 삶을 관리한다는 측면에서든 말입니다. 내 친구보다 내가 더 많이 나이 든 상태라면 친구보다 더 빠른 가속 노화 열차를 타고 있는 것입니다.

가속되는 차이에 따라 65세 이전에 치매의 역을 통과할 수도 있고, 100세임에도 경도인지장애의 역에 도착하지 않았을 수도 있습니다. 유전적 요인과 생활 습관의 차이로 가속되는 정도가 더 빨라지거나 덜 빨라지게 됩니다. 이런 차이에 의해 같은 나이인데도 알츠하이머병 에 진입도 하지 않았거나, 4단계 이상인 알츠하이머 치매가 되었을 수도 있습니다.

머리가 나빠진 정도, 나빠지는 속도, 치매가 되는 나이를 정확하게 아는 방법은 아직 없습니다. 다만 데이터가 축적되고 AI의 도움으로 이런 판단과 예측을 정확하게 할 수 있는 날이 올 것입니다. 또한, 정확하지는 않지만 엇비슷하게 예측해 볼 수 있습니다. 어느 정도 예측이 가능하다면 치매예방 노력을 적극적으로 시작하는 사람이 늘게 될 것입니다. 이 책이 하고자 하는 의미이기도 합니다.

치매가 되어 가는 과정을 이해하기 위해 가상의 수치를 사용해 보았습니다. 정확한 근거보다는 흐름을 이해하는 것이 중요합니다. 그래서 추정해 보는 가상의 흐름입니다. 이런 흐름을 이해하면 내가 어디쯤 가고 있는지를 엇비슷하게 추측해 볼 수 있습니다. 이보다 진행이 빠르면 치매가 될 수 있는 나이가 젊어지고, 느리면 늦게 치매가 되거나 치매가 오지 않을 수 있습니다.

치매가 발생하기 약 20년 전부터 치매의 싹이 트고 자란다고 합니다. 20년보다 짧을 수도 있고 훨씬 길 수도 있습니다. 치매의 싹이 트는 나이는 대체로 사십 대 중반입니다. 일찍 치매가 되면 이보다 일찍 싹이 틀 수도 있고, 늦게 치매가 되면 늦게 싹이 날 수도 있습니다. 마찬가지로 늦게 치매가 된 사람은 자라는 기간이 20년보다 길고, 일찍 치매가 된 사람은 20년보다 짧습니다.

85세에 치매가 온 사람이라면 70대 중후반에, 대략 76세에 경도인지장애가 시작되었을 수 있습니다. 주관적인지장애는 경도인지장애보다 깁니다. 60대 중반인 64세 전후로 주관적인지장애가 시작되었을 수 있습니다. 치매의 싹은 50세쯤 트기 시작했다고 볼 수 있습니다.

반면에 65세에 치매가 온 사람이라면 치매의 싹이 트는 나이가 젊으니 진행이 빠릅니다. 60세쯤 경도인지장애가 되고, 50대 초중반인 53세쯤에 주관적인지장애가 되고, 치매의 싹은 40대 초반에 트기 시작했다고 추정할 수 있습니다.

가령 내가 65세인데 머리가 많이 나빠졌다고 느끼기 시작한 때가 5년 전이라면 몇 살에 경도인지장애가 되고 치매가 될 가능성이 있는 나이는 언제일까요? 어림잡아 경도인지장애가 될 수 있는 나이는 67세에서 71세 사이로 추정할 수 있습니다. 치매가 될 수 있는 나이는 역시 72세에서 80세 사이로 볼 수 있습니다.

어디까지나 추정입니다. 오차도 크고 앞으로의 진행에도 변수가 많습니다. 또한, 생활 습관을 바꾸고 치매예방 노력에 따라 이런 기간이 많이 늘어날 수 있습니다. 굳이 이런 추측을 해 보는 것은 나도 치매가 될 수 있음을 자각하고 치매예방 노력을 열심히 하는 계기가 될 수 있기 때문입니다.

"지금 나는 어디쯤 가고 있을까요?"

기억력의 저하 곡선과 나이에 따른 뇌의 변화

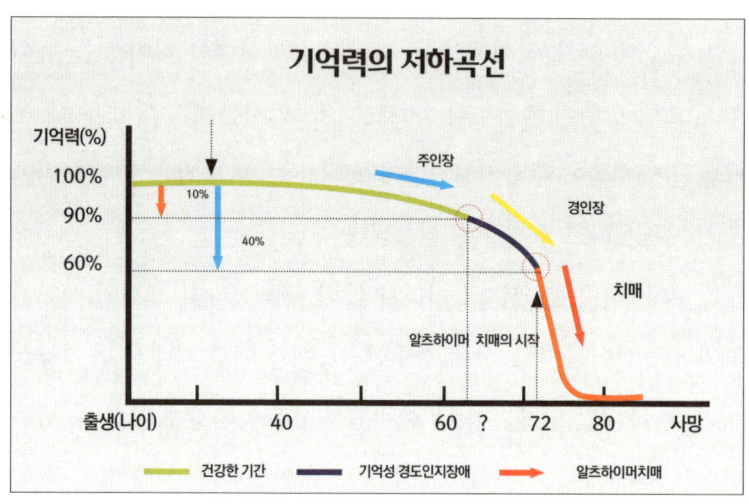

〈그림 1-2〉 기억력의 저하 곡선

〈그림 1-2〉는 나이가 들면서 기억력이 떨어진 정도를 나타내는 기억력의 저하 곡선입니다. 기억력이 떨어지는 것은 포탄이 날아가면서 떨어지는 것과 비슷합니다. 점점 가속도가 붙으면서 점점 더 빠르게 떨어집니다.

주관적인지장애가 되기 전까지는 기억력이 아주 조금 떨어지고, 주관적인지장애 동안에는 조금 떨어지고, 경도인지장애가 되면 짧은 기간 동안 많이 떨어지고, 치매가 되면 걷잡을 수 없을 정도로 빠르게 떨어집니다.

기억력이 떨어지고 뇌가 나빠지는 속도가 빨라지는 데는 다양한 변수가 있습니다. 뇌가 나빠지기 시작하는 시점과 속도는 뇌의 부위마다 다릅니다. 전체적으로 뇌가 나빠지는 속도는 시간에 비례하지 않습니다. 작년에 나빠진 만큼 올해 나빠지는 것이 아니라, 〈그림 1-2〉처럼 가속도가 붙어 훨씬 더 많이 나빠지게 됩니다.

이런 이유로 머리가 많이 나빠진 느낌이 드는 주관적인지장애를 가볍게 보면 안 됩니다. 적극적인 치매예방 노력은 물론이고, 치매예방치료도 받아야 합니다. 예방치료는 제가 많은 환자나 예비 환자에게 치료하고 있는 뇌세포재활치료 한약으로 가능합니다. 알츠하이머병 치료의 골든 타임은 알츠하이머병 2단계인 주관적인지장애입니다.

계단식으로 나빠지는 혈관치매

퇴행성치매에서 머리가 나빠지는 속도는 시간에 비례하지 않고, 가속도가 붙으면서 포탄이 떨어지듯이 점점 더 빠르게 나빠진다고 했습니다. 반면에 대부분의 혈관치매는 갑자기 생기고, 조금 호전되고 유지하다가 다시 갑자기 나빠집니다. 뇌출혈보다는 뇌경색으로 발생하는 경우가 많습니다. 혈액을 공급받지 못하는 뇌세포가 갑자기 죽고, 죽은 뇌세포가 담당하던 뇌 기능이 갑자기 사라지게 됩니다.

대체로 두세 번 뇌경색이 생기면 갑자기 치매가 됩니다. 다발성 뇌경색 혈관성치매라 합니다. 반면에 기억 중추인 해마나 중요한 뇌 부위에 단 한 번의 뇌경색으로도 바로 치매가 될 수 있습니다. 전략 치매라 합니다.

70대 후반의 L 씨는 갑자기 치매가 되었습니다. 이런 경우 뇌세포재활치료를 하면 많이 호전됩니다. 처음에는 다니기도 불편해했지만, 치료를 받으면서 부인과 버스와 지하철을 이용해 100리 길을 찾아올 수 있을 정도로 호전되었습니다. 이후 다니던 병원에서 기존의 혈압약과 혈전을 예방하는 약을 꾸준히 복약했는데, 3년쯤 지나자 갑자기 나빠져 다시 치료받으러 오셨습니다. 혈전으로 뇌경색이 다시 생긴 것입니다. 이렇게 다발성 뇌경색 혈관치매는 뇌경색이 생길 때마다 갑자기 무너지고, 치료를 받으면 많이 호전되고 유지했다가 다시 갑자기 나빠질 수 있습니다.

반면에 뇌의 안쪽에 있는 아주 작은 동맥이 막히면 작은 뇌경색이 생기고, 혈액순환이 장기간 부족하면 백질이 변질하는 백질 변성이 생깁니다. 이런 것이 누적되면서 서서히 피질하혈관치매가 됩니다. 유전성 혈관치매도 피질하혈관치매의 일종입니다. 이런 혈관치매는 퇴행성치매처럼 점진적으로 나빠집니다. 작은 뇌경색이나 백질 변성이 나타나면 인지기능이 정상이더라도 다른 심혈관질환이 진행되고 있으므로 적극적인 뇌세포재활치료가 필요합니다.

혈관치매는 예방이 가능하고 치료로 많이 호전될 수 있는 치매입니다. 심혈관질환의 원인이 되는 비만, 당뇨, 고지혈증, 고혈압, 동맥경화증과 같은 대사증후군을 철저히 관리해야 합니다. 심혈관질환으로 인한 순환장애는 혈관치매는 물론 알츠하이머치매를 비롯한 퇴행성치매에도 나쁜 영향을 미칩니다.

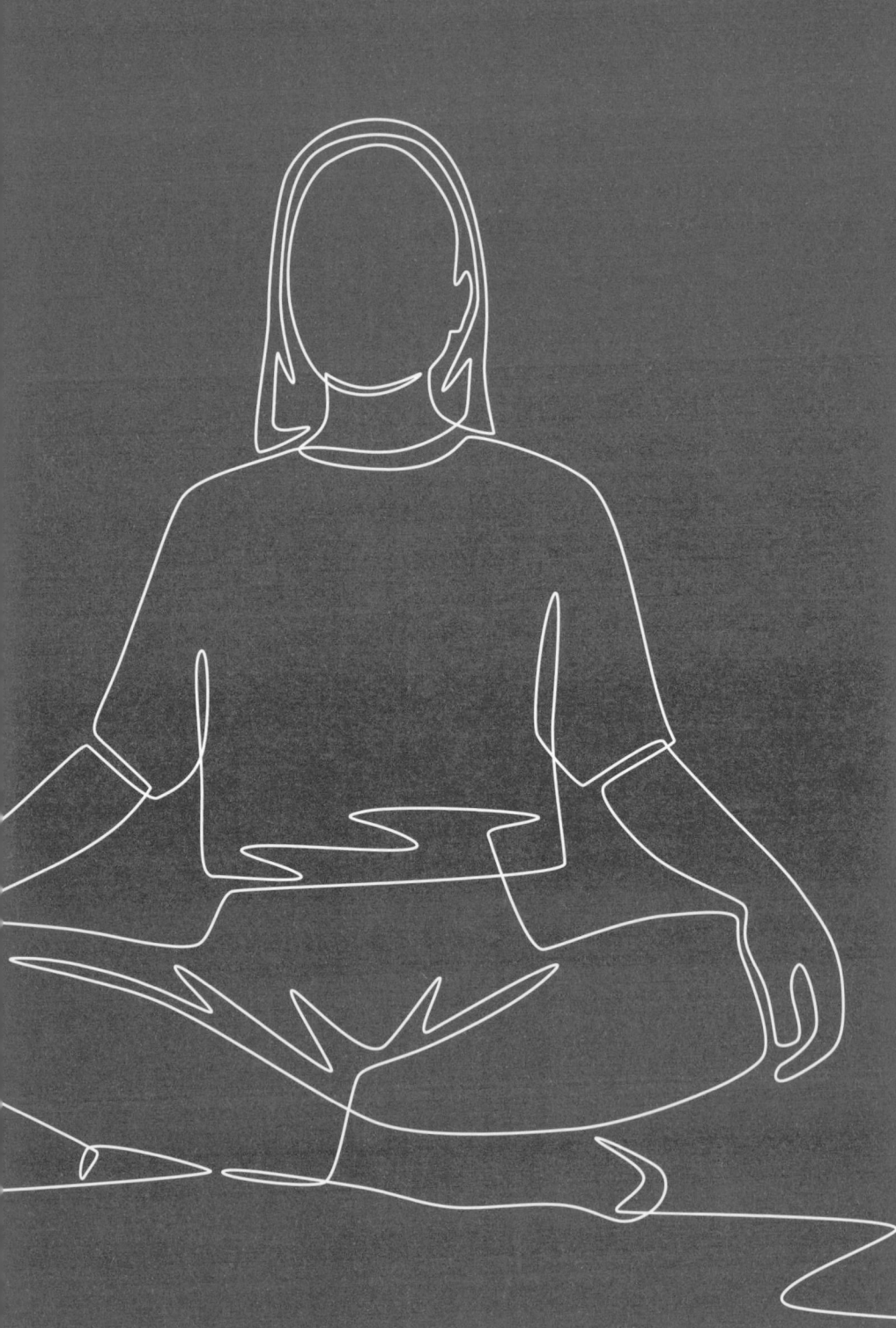

정신이 나가면
삶을 음주 운전하게 됩니다.

2.
치매란 무엇인가?

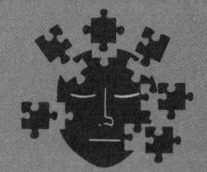

치매란?

　예전에는 벽에다 변을 칠할 정도로 정신이 나가야만 치매로 받아들였고, 이보다 가벼운 경우는 노환으로 받아들였습니다. 가족이 모여 살아서 돌봐 줄 사람이 많았기 때문이었죠. 그러나 요즘은 혼자서 살 능력, 즉 자신을 돌볼 능력이 안 되면 치매로 쉽게 받아들입니다. 이 정도는 치매 중기입니다. 하지만, 치매의 초기는 자신과 가족을 위해 돈을 벌어 오거나 가사를 원만하게 꾸리지 못할 때부터입니다.
　이런 치매 진단보다는 본질을 깨달아야 합니다. 치매는 뇌가 빠르게 나빠지는 병이라는 것입니다. 진단되기 20년도 더 전부터 치매의 싹이 자랍니다. 이때부터 치매가 시작된다고 생각하고 대비해야 합니다.

정신이 나간 병

'백세시대'라고 합니다. 백세 가까이 사는 사람이 많아졌다는 말이죠. 장수가 좋은 것만은 아닌데요. 장수 시대의 어두운 그림자인 병든 노후가 길어질 수 있습니다. 특히 치매 환자가 많아지고 있습니다. 치매는 남의 문제가 아닌 바로 나의 문제입니다. 내 부모님이 치매가 될 수 있고, 나의 노후 모습일 수 있습니다. 내가 치매가 되면 나뿐만 아니라 내 자식에게도 큰 고통을 줄 수 있는 나의 문제입니다.

온 가족을 나락으로 떨어뜨리는 치매를 단순하게 말하기는 어렵습니다. 치매를 일으키는 병의 종류가 많고, 치매의 종류에 따라 나타나는 증상도 다양하며, 병의 진행에 따라 나타나는 증상도 다양하기 때문입니다.

그러면 사람들은 치매를 어떻게 인식하고 있을까요? 치매 환자를 문병하고 온 사람들은 대체로 이런 말을 합니다. "나도 몰라보고, 정신이 완전히 나갔더라!" 그렇습니다. 치매는 멀쩡하던 사람이 걸린 '정신이 나간 병'이라 할 수 있습니다.

치매를 단순하게 말하기는 어렵지만, 치매의 어원인 dementia가 가진 뜻처럼 '정신이 나간 상태'의 병이라 할 수 있습니다(dementia는 de+mens+ia 이며, de는 out of, mens는 mind, ia는 state of이라는 뜻으로 state of out of mind, 즉 '정신이 나간 상태'라는 뜻입니다).

살다 보면 정신이 나가는 경우가 많죠. 과음하거나 심한 충격을 받거나 하는 등 일시적으로 정신이 나가는 경우는 많지만, 멀쩡하던 사람이 점점 정신이 나가서 자기 앞가림을 못하게 될 때부터 치매라 합니다. 정신이 나가면 아무 생각이 나지 않죠? 기억이 나지 않고, 현실 파악이 안 되고, 무엇을 어떻게 해야 할지 알 수 없다는 이야기인데요. 머리가 나빠지면 기억력부터 떨어집니다.

기억력이 나빠져도 초기에는 기억력이 나빠진 것을 잘 모를 수 있습니다. 추억 같은 예전에 있었던 일은 잘 기억해 내어 기억력이 좋은 것처럼 보일 수 있기 때문입니다. 그러나 방금 본인이 한 일이나 최근에 경험한 중요한 일이나 나눈 대화 내용은 기억하지 못합니다. 새로운 기억이 잘 만들어지지 않는 것이죠. 깜빡 잊어버린 것으로 느낄 수 있어 깜빡거린다고 표현합니다. 조금 진행하면 이런 자각도 하지 못하게 되고, 과거에 기억된 중요한 것도 점점 사라집니다.

치매는 기억력이 나빠지는 것 이외에도 상황 판단 능력과 이해력 그리고 의사소통이 잘 안 되는 등 언어 능력이 떨어집니다. 주어진 문제를 헤쳐 나가기 위해 생각하고, 따져 보고, 판단하고, 결정하고, 해결하는 수행 능력도 떨어집니다. 진행되면서 가까운 사람도 몰라보거나 당연히 알아야 하는 것도 알지 못하게 되는, 즉 인식하지 못하는 실인증이 점점 심해집니다. 옷을 입거나 밥을 먹는 것과 같은 늘 해 오던 동작이나 일도 하지 못하게 되는 실행증도 심해집니다. 이외에도 성격과 행동이 바뀌기도 하죠.

이렇게 정신이 점점 더 나가면서 일상생활 능력이 점점 더 나빠지게 되는 병입니다. 이런 문제로 인해 직장에서 일할 능력이 부족해지거나 음식을 장만하거나 집안일을 제대로 처리하지 못할 정도가 되면 치매입니다. 즉 본인과 가족을 위한 생산적인 활동 능력이 떨어질 때부터가 치매의 시작입니다.

초기에는 치매라는 것을 잘 모를 수 있습니다. 기억력이 괜찮으면 치매가 아닐까요? 아닙니다. 기억력이 비교적 온전한데도 정신 나간 행동을 하는 경우가 있습니다. 치매가 되기 전에 성격과 행동이 많이 바뀐 상태를 경도행동장애라 합니다. 성격과 행동이 바뀐 상태로 지내다 정신이 나간 정도가 되면 전두측두엽치매가 된 것입니다.

이외에도 굼뜨거나 행동이 느려지면서 오는 파킨슨병치매 계통도 있고, 혈관질환으로 오는 혈관치매도 있습니다. 혈관치매의 대부분은 갑자기 치매가 생기지만, 천천히 오는 혈관치매도 있습니다.

호랑이에게 물려가도 인지 예비능이 충분하면

"호랑이에게 물려가도 정신만 차리면 살 수 있다!"라는 속담도 있지요. 정신은 인지력입니다. 인지력이 많이 나빠진 것이 치매입니다. 치매가 되기 전에도 정신, 즉 인지력은 떨어지고 있습니다. 인지력이 떨어진 정도에 따라 단순건망증, 주관적인지장애, 경도인지장애 그리고 치매로 구분할 수 있습니다.

옛날에 어떤 사람이 호랑이에게 물려갔습니다. 정신을 차리고 보니 산골짜기 덤불 속에 숨겨져 있었습니다. 호랑이는 또 다른 사냥을 하러 갔는지, 영역 싸움을 하러 갔는지, 보이지 않습니다. 여기서 살아 나가려면 어떻게 해야 할까요?

정신을 바짝 차리고, 모든 역량을 총동원하여 도망을 쳐야겠지요. 이렇게 현실을 헤쳐 나가기 위한 모든 역량은 인지력을 바탕으로 합니다. 인지력이 정상이어야 현실의 주어진 문제를 파악하고, 문제를 해결하기 위한 계획을 세우고, 계획을 제대로 실행하여 목적을 달성할 수 있습니다. 즉 일상생활을 제대로 할 수 있습니다.

살아나가기 위해서는 먼저 두려운 마음을 가라앉히고, 정신을 바짝 차려야 하는데요. 이것이 감정 조절과 주의집중력입니다. 여기가 어디고, 지금 어느 때 인지, 호랑이가 가까이 있는지 없는지를 살펴봐야 합니다. 이것은 상황 판단 능력입니다. 어떻게 물려 왔는지 기억을 더듬어 봐야 합니다. 이것은 기억력입니다. 산신령이라도 있다면 도망칠 수 있는 길을 물어볼 수 있겠지요. 이것은 의사소통 능력입니다. 없다면 물려온 기억과 알고 있는 지식을 바탕으로 도망칠 방법을 생각하고 따져 봐야 합니다. 이것은 사고력과 추론 능력입니다. 가능한 방법인지 판단하고 결정해야 합니다. 이것은 판단력과 결정력입니다. 어디로 어떻게 도망쳐야 하는지 계획을 세우고 실행으로 옮겨야 합니다. 이것은 기획력과 실행력입니다. 이런 기능 등을 인지기능 또는 인지력이라 합니다.

호랑이에게 물려갔을 때 정신을 바짝 차린다는 것은 가지고 있는 인지력을 100% 사용하는 것입니다. 모든 기지를 발휘하고 전력을 다하여 도망친다는 이야기입니다. 이러면 살아서 돌아올 수도 있겠지요. 그러나 평소의 일상생활은 호랑이에게 물려간 위급 상황이나 복잡하고 난이도가 큰 문제를 해결할 때와 다릅니다. 대부분 일상생활은 주어진 인지력 일부분으로도 가능합니다. 일상생활에 필요한 인지력보다 더 많이 가지고 있는 여분의 인지력을 '인지 예비능'이라 합니다. 예비능은 집중하거나 용을 쓸 때 필요한 여분의 인지력입니다.

인지력은 나이 들면서 조금씩 줄어듭니다. 예비능이 줄어들면서 정신을 바짝 차릴 수 있는 정도가 점점 약해집니다. 정신을 바짝 차려도 예전에 잘하던 일이 힘들어질 수 있습니다. 그러나 예비능은 줄어들어도 한동안은 일상생활을 하는 데 뚜렷한 증상이나 불편함을 느끼지 못할 수 있습니다. 나이 먹으면서 귀찮은 일이 많아지고, 복잡한 것이 싫어지는 것도 예비능이 줄었기 때문입니다. 이렇게 예비능이 줄어들고 머리가 나빠지고 있어도 잘 모를 수 있습니다. 치매를 논할 단계는 아니지만, 머리는 나빠지고 있는 것입니다.

예비능이 완전히 사라지고 일상생활에 필요한 인지력도 부족해지는 것이 치매입니다. 난이도가 조금만 있어도 이를 처리할 수 없게 됩니다. 예비능이 조금 남아 있는 것이 경도인지장애이고, 제법 많이 남아 있는 것이 주관적인지장애입니다. 인지 예비능이 부족해진 것만큼 복잡하거나 힘든 일을 하기 어려워집니다.

비유하자면 예비능이 충분하면 호랑이에게 물려가도 정신을 바짝 차리면 도망을 칠 수 있습니다. 조금 부족해진 주관적인지장애가 되면 정신을 바짝 차려도 호랑이로부터 도망을 칠 수는 없지만, 호랑이보다 많이 약한 여우에게 홀려 가면 도망칠 수 있습니다. 그러나 예비능이 많이 부족해진 경도인지장애가 되면 여우로부터도 도망칠 수 없습니다. 예비능이 완전히 사라지고 일상생활에 필요한 인지력도 부족해지는 치매가 되면 그보다 훨씬 약한 토끼를 따라가도 돌아올 수 없습니다. 예비능을 포함한 인지력이 남아 있는 정도에 따라 살아가는 능력이 달라집니다.

인지 예비능이 줄어들지 않도록 평소 생활을 바르게 해야 합니다. 인지 예비능을 단련하기 위해 일상생활보다 강도가 높은 육체적 운동과 뇌 운동을 자주 해야 합니다. 꿈과 목표를 세우고 열심히 살아야 합니다.

주요 치매와 뇌의 변화

공기업의 중견 간부였던 50대 후반의 P 씨는 덤벙거리고 제대로 일하지 못하게 되면서 퇴사했습니다. 얌전하고 꼼꼼한 성격의 사람인데 성격이 변하면서 남과 잘 부딪히고, 동료들과 자주 다투게 되었습니다. 기억력은 멀쩡해 보였습니다. 퇴직 후에 새로운 일자리를 얻기 위해 혼자서 돌아다녔고, 창고 관리의 보조원으로 취직했지만 한 달도 되지 않아 쫓겨났습니다. P 씨는 전두엽 측두엽이 약해져 성격과 행동이 변한 전두측두엽치매였습니다.

P 씨처럼 성격과 행동이 많이 변했으나 기억력은 비교적 온전할 수 있습니다. 사람이 이상해졌다고는 생각하지만, 치매까지는 생각하지 못하고 진단을 늦게 받는 경우가 많습니다. 뇌는 부위에 따라 기능이 다양합니다. 뇌의 어떤 부위가 약해지면, 그 부위가 담당하던 기능이 나빠지기 시작합니다.

기억 중추인 해마가 약해지면 새로운 기억이 만들어지지 않아 방금 한 일이 기억나지 않습니다. 이를 깜빡거린다고 표현합니다. 알츠하이머치매에서 나타나는 대표적인 초기 증상입니다. 이외에도 측두엽이 나쁘면 장기 기억으로 저장되지 않아 새로운 것을 오래 기억하거나 배우기 힘들게 됩니다. 측두엽이 약해지면 과거 기억도 희미해집니다. 전두엽은 작업 기억과 기억 검색을 조절합니다. 작업 기억은 지금 머리에 떠오른 기억입니다. 기억 검색으로 기억 회상이 가능해집니다.

전두엽과 측두엽이 먼저 약해지면 전두측두엽치매가 됩니다. P 씨처럼 전두엽의 손상으로 성격이 변하고 이상 행동을 보이지만, 해마는 별로 변하지 않아 한동안은 기억력이 비교적 온전해 보입니다. 측두엽이 손상되면 언어 능력부터 떨어지게 됩니다.

레비소체치매나 파킨슨병치매는 넓은 의미의 전두측두엽치매로, 처음에는 기억력이 크게 손상되지 않습니다. 의식의 기복이 심하거나 렘수면 장애나 악몽 그리고 행동이 굼뜨거나 다리를 끄는 등의 운동 기능 변화가 먼저 나타날 수 있습니다. 먼저 흑질과 기저핵 또는 전두엽과 측두엽이 약해집니다.

노환, 노망 그리고 치매

불과 10년 전만 해도 집안에 치매 환자가 생기면 남들이 알까 봐 숨기는 경우가 많았습니다. 유전병으로 생각하고 남에게 알려지는 게 부끄러웠기 때문이죠. 그 당시만 해도 치매는 벽에다 변을 칠할 정도로 정신이 나간 병이라고 생각했습니다. 다행히 지금은 치매에 대한 인식이 바뀌고 있습니다.

벽에다 변을 칠한다는 말은 대소변을 가리지 못한다는 말이죠. 옷이나 이불 그리고 변이 묻은 벽이나 물건들을 치우고, 닦고, 빨고, 갈아입혀야 하는 번거로운 일이 생기게 됩니다. 노환인 줄 알다가 번거로운 일이 생기면서 치매인 것을 알게 되었습니다. 이 정도가 되면 치매 말기입니다.

반면에 이보다 덜한 상태인 중기나 초기는 치매보다는 노환으로 받아들였습니다. 정신은 없지만, 손주나 심지어 증손주처럼 돌봐줄 가족이 많아 심각한 병으로 보지 않았기 때문이죠. 치매의 초기나 중기는 나이 탓이라는 노환으로 본 것입니다.

이렇게 노환으로 받아들이던 치매의 초기나 중기도 요즘처럼 핵가족시대에는 문제가 심각해졌습니다. 중기가 되면 자신을 위한 일상생활 능력도 떨어지면서 남의 보살핌을 받아야 합니다. 가까운 곳에서도 집을 찾지 못하기 쉽고, 밥을 챙겨 먹기 힘들고, 불을 낼 수도 있어 치매라는 것을 주변 사람들이 쉽게 알아보게 됩니다.

하지만 아직도 초기에는 노환이나 나이 탓으로 생각하고 치매인 줄 모르는 경우가 여전히 많습니다. 치매의 초기는 본인과 가족을 위한 생산적 활동 능력이 눈에 띄게 나빠집니다. 음식 장만이나 청소 같은 집안일을 하거나 사회활동을 원만하게 하거나 돈을 벌어오는 등의 능력이 크게 나빠진 상태입니다. 그래도 자기 앞가림을 어느 정도 할 수 있고, 혼자서 살 수도 있습니다. 그럭저럭 혼자서도 살 능력이 되므로 치매 초기에는 여전히 노환이라고 생각하는 경우가 많습니다.

노환과 달리 노망도 있습니다. 노망은 나이 들면서 주로 전두엽의 손상으로 인해 기억력보다는 성격과 행동이 망령스럽게 변하는 경우를 말합니다. 경도행동장애이거나 전두측두엽치매로 진행된 경우에 잘 생기며, 다른 치매도 전두엽이 손상되면 노망이 들 수 있습니다.

치매의 초기나 중기도 예전에는 노환으로 잘못 받아들였던 것처럼, 지금도 치매에 대한 인식이 잘못되어 있습니다. 치매의 본질은 일상생활 능력이 떨어진 병만이 아닙니다. 치매의 본질은 뇌가 빠르게 나빠지는 병입니다. 치매가 되기 한참 전부터 뇌가 빠르게 나빠집니다. 치매가 되기 한참 전에 건망증이 늘기 시작할 때부터 병이 시작됩니다. 이때부터 치매를 걱정할 필요는 없지만, 치매에 관심을 가지고 예방 노력을 시작해야 합니다. 나빠진 뇌를 회복시키기 쉽지 않기 때문입니다.

치매의 초기 증상

치매의 초기 증상은 치매가 되기 전에도 나타납니다. 다만 그 정도가 약하고 가끔 생길 수 있습니다. 그 대표적인 예가 건망증입니다. 가벼운 건망증은 치매가 되기 훨씬 전에도 생깁니다. 단순건망증이라고 합니다. 치매에 가까울수록 초기와 비슷한 증상이 조금씩 자주 생기고 증상도 조금씩 심해집니다, 치매가 되면 이런 문제로 직장 생활이나 사회생활을 제대로 하기 힘들어집니다.

60대 초반의 J 씨는 성공한 사업가였습니다. 각종 모임의 회장도 맡아 활발한 사회활동도 했습니다. 그런데 약 5년 전부터 단어가 잘 떠오르지 않고, 연설이나 대화 도중에 줄거리를 잊어버리고, 연설이나 대화를 이어 가지 못해 낭패를 보는 일이 생겼습니다. 이후로도 비슷한 일이 자주 재발하여 약 3년 전부터는 귀촌하여 사회활동을 줄였습니다. 최근에 자주 잊어버려 깜빡거린다고 했으며, 중요한 약속도 자주 놓친다고 했습니다.

술을 즐겼고, 과체중 고혈압 당뇨 고지혈증 등의 대사증후군이 심했으며, MRI 사진에 뇌가 위축되었으나 기억 중추인 해마의 변화는 사진으로는 뚜렷하지 않았습니다. 뇌의 안쪽 백질의 혈액순환 장애로 발생하는 백질 변성과 아주 작은 뇌경색인 열공성 경색이 조금 보이고, 좌우의 뇌를 연결하는 뇌량이 얇아졌습니다. 알코올에 의한 범발성 뇌 위축과 뇌량이 얇아지고, 대사증후군을 잘 관리하지 못해 백질의 기능이 떨어진 상태였습니다.

치매로 가기 직전인 경도인지장애로 보였지만 기억력 저하가 심하고, 언어 능력이 많이 떨어졌습니다. 그냥 두면 뇌경색이 발생하기 쉽고, 혈관치매, 알코올성 치매, 알츠하이머치매가 되기 쉬운 상태였습니다. 다행히 뇌세포재활치료의 효과가 좋아 많이 호전되었습니다. 이처럼 치매 초기와 비슷한 증상이 치매가 되기 전에도 나타납니다. "치매다!", "아니다!"의 진단적 정확성보다 치료가 우선입니다.

다음은 치매의 초기 증상입니다.

첫째, 기억력 장애입니다.

옛날 일은 잘 기억해도 방금 한 일을 잘 기억하지 못합니다. 웬만한 것은 금방 잊어버려 깜빡거린다고 합니다. 기억이 나지 않아 같은 것을 계속 묻고, 또 묻습니다. 일주일 내에 경험한 중요한 일이나 중요한 약속 등도 까맣게 잊어버립니다. 자신이 한 일이 기억에 없어 추궁하면 완강하게 부정합니다. 이런 모습이 알고 있으면서도 딱 잡아떼는 것처럼 보입니다. 물건을 엉뚱한 곳에 두거나 잘 잊어버립니다. 찾지 못하고 남을 의심합니다. 불을 켠 것을 잊어버려 냄비를 태우거나 사고를 일으키기 쉽습니다.

둘째, 시간의 흐름을 이해하지 못하게 됩니다.

무슨 계절인지 잘 모르고 철 지난 옷을 입거나 아침인지 저녁인지 구별하지 못해 퇴근한 사람 보고 출근하느냐고 묻기도 합니다. 밤낮을 바꾸어 잠을 잡니다.

셋째, 공간 기억 능력과 공간을 이해하는 능력이 떨어집니다.

길눈이 어두워지고 눈에 보이는 공간을 이해하는 능력이 떨어집니다. 자주 다니던 지하철에서도 갈아타지 못합니다. 초행길이나 잘 다니던 먼 곳을 혼자서 갈 수 없습니다. 진행되면 도로의 요철이나 계단을 이해하지 못해 넘어지거나 떨어져 다치기 쉽습니다.

넷째, 언어 능력이 떨어집니다.
말하거나 글을 쓸 때 적당한 말이 생각나지 않거나 대화 도중에 갑자기 말문이 막힐 수 있습니다. 이해력도 떨어지고 표현력도 단순해집니다. 복잡한 대화는 불가능해집니다. 이해력이 떨어지면 난청이 없는데도 TV의 소리를 크게 틀고 채널을 돌리지 않고 그냥 켜두기만 합니다.

다섯째, 일상생활 능력이 떨어집니다.
집중하고, 생각하고, 따져 보고, 판단하고, 결정하고, 실행하는 일상생활 능력이 떨어집니다. 뻔한 것도 잘 생각하지 못합니다. 집중력의 저하로 진득하지 못합니다. 실행하는 능력이 떨어져 우유부단해지거나 정리정돈을 하지 못합니다. 요리나 집안 정리 등의 익숙한 일상적인 활동도 제대로 하지 못합니다.

여섯째, 무의지증이 생깁니다.
무얼 하고자 하는 의지가 없어집니다. 부지런하던 사람이 게

을러지거나 외모에 관심이 없어지거나 자발적으로는 아무것도 하지 않거나 외출도 하지 않거나 방에만 틀어박혀 있을 수 있습니다.

일곱째, 참지 못하거나 남을 배려하거나 눈치를 보지 못합니다.
화를 잘 내고, 충동적인 행동을 하며, 남의 감정을 살피거나 배려하는 능력이 떨어지고, 사회적 관념이나 가치를 헤아리지 못하고, 아무 곳에서나 소변을 보거나 타인에게 부적절한 성적 욕구를 표현하기도 합니다.

여덟째, 성격과 행동이 변합니다.
불안증, 동요, 강박증, 편집증, 반복 행동, 불면증이 생기거나 식성이 이상해지거나 계속 먹으려 하는 등의 신경 정신적 증상이 생깁니다.

아홉째, 행동이 굼떠집니다.
행동이 굼떠지거나 다리를 끌거나 넋 놓고 허공을 응시할 수 있습니다.

기억력부터 나빠지는 알츠하이머치매도 있지만, 성격과 행동부터 나빠지는 전두측두엽치매도 있습니다. 레비소체치매나 파킨슨병치매는 행동이 굼뜰 수 있습니다. 치매가 시작되기 오래전부터 냄새를 못 맡고, 렘수면 장애로 잠버릇이 험해지며, 하지불안증후군이 생기거나 낮에 잠에 곯아떨어지거나 때로는 자율신경실조증이 생기거나 먼 곳을 넋 나간 사람처럼 오래 응시할 수도 있습니다.

치매 초기와 비슷한 증상이 치매가 되기 전부터 약하게 나타날 수 있습니다. 치매에 가까워질수록 정도가 심하고 자주 생기게 됩니다. 치매가 진행되면 초기 증상이 심해지고 새로운 증상이 나타납니다.

치매 왜 생길까?

나이가 들수록 약해진 뇌세포와 죽은 뇌세포가 많아지면서 뇌는 약해지게 됩니다. 뇌가 약해진 정도가 심해 일상생활을 자신의 능력으로 제대로 헤쳐 나가기 힘들어지면 치매입니다.

치매의 발병 이유

치매가 생기는 주된 이유는 무엇일까요? 늙는 것이죠. 치매는 뇌가 나빠진 병입니다. 나이가 들수록 뇌는 약해집니다. 뇌는 뇌세포로 구성되어 있습니다. 뇌세포가 약해지고 죽으면서 뇌가 나빠지고 치매가 됩니다. 뇌세포가 빠르게 약해지고 죽는 이유에 대한 이론은 다양합니다.

치매는 여러 가지 이유가 복합적으로 작용하여 생기게 됩니다. 여기에는 베타아밀로이드, 비정상 타우 단백질, 알파-시누클레인 단백질, 혈관질환, 산화 스트레스, 만성 염증, 유전질환, 뇌 당뇨를 비롯한 대사 장애, 미토콘드리아의 기능 저하 등이 원인으로 알려져 있습니다.

이렇게 치매를 일으키는 원인이 많지만, 더 선행하는 세부적인 이유는 수없이 많습니다. 이런 수많은 이유는 우리 생활에서 과하거나 부족하거나 하는 등 적절하지 못한 모든 것이 원인이 될 수 있습니다.

잘못된 생활을 바르게 하는 것이 건강을 지키고 치매를 예방하는 길입니다. 치매뿐만 아니라 암과 심혈관질환을 비롯한 많은 질병을 예방하는 길이기도 합니다.

> **β-amyloid plaque, taupathy and neurofibrillary tangle, Lewy body and α-synuclein**
>
> 치매가 되는 중간 과정에 알츠하이머치매는 주로 베타아밀로이드 플라크와 타우 병증으로 인한 신경섬유 다발이 생깁니다. 전두측두엽치매와 진행성핵상마비와 피질기저핵변성은 타우 병증으로 인한 신경섬유 다발이 생기며, 레비소체치매와 파킨슨병치매는 α-synuclein 단백질이 주성분인 레비소체가 생깁니다.

집과 뇌세포

뇌세포를 집에 비유해서 이해를 돕고자 합니다. 뇌는 뇌세포가 모인 것입니다. 알츠하이머치매를 비롯한 퇴행성치매는 뇌세포가 늙고 부서지면서 생기는 병입니다.

뇌세포가 늙어가는 것은 집이 낡아 가는 것과 비슷합니다. 새 집이 낡은 집이 되고, 폐가가 되고, 철거한 집이 되는 것처럼 뇌세포도 정상 뇌세포에서 활력이 떨어진 뇌세포가 되고, 좀비 뇌세포가 되고, 사멸합니다. 즉 죽어서 사라지게 됩니다.

집이 이렇게 약해지는 것은 지을 때 사용된 자재의 영향이 크지만, 집을 어떻게 사용하는가에 따라서도 차이가 크게 납니다. 좋은 자재로 지은 집은 오래 버티고, 불량 자재로 지은 집은 약하여 빨리 낡게 되겠죠. 그러나 좋은 자재로 지어도 험하게 쓰면 빨리 무너지고, 나쁜 자재로 지어진 집이라도 잘 가꾸면 비교적 오래 쓸 수 있습니다.

좋은 자재는 유전적 체질이 튼튼한 것이고, 잘 가꾼다는 것은 뇌를 갈고닦고 예방하는 것입니다. 우리 뇌도 타고난 유전적 체질이 중요하지만 어떻게 사느냐가 더 중요합니다.

머리가 나빠지는 나이

인간의 신경 발생은 태아일 때 거의 완성됩니다. 출생 후에 뉴런의 수는 늘어나지 않지만, 유아기와 청소년기에 시냅스의 수가 폭발적으로 증가하면서 20세까지는 뇌가 크게 발달합니다. 시냅스의 증가 이외에도 뇌 자극과 호르몬의 변화 등으로 시냅스 가지치기와 재배열이 생기면서 신경망이 효율적으로 바뀌고, 신경을 둘러싸고 있는 수초인 미엘린이 튼튼해지는 것도 뇌가 발달하게 되는 이유입니다.

20세부터는 뇌의 성장 속도가 느려지고, 약해지는 시냅스도 강해지는 시냅스도 생깁니다. 이런 결과로 24세부터 단기 기억력이 미약하지만 떨어지기 시작합니다. 즉 공부하는 능력이 떨어집니다. 28세부터는 순간 판단력도 떨어지기 시작합니다. 이 나이대 프로 바둑기사가 챔피언이 되기 쉽지 않은 이유입니다. 이런 변화에도 불구하고 크게 보면 30대 초반까지는 기억력, 학습 능력, 정보 처리 속도 등 대부분의 뇌 기능이 최고조에 이릅니다.

35세부터 시냅스 가지치기와 재배열 그리고 미엘린의 강화능력 등도 떨어지기 시작하여 정보 처리 속도가 느려집니다. 20대처럼 빠릿빠릿하게 일하는 게 어려워집니다. 40세 전후로 암기하거나 기억해 내는 능력이 떨어집니다. 많이 사용하는 시냅스는 발달하여 전문성은 성숙하지만, 전체적 시냅스의 기능은 약해집니다. 경험과 관록으로 보완하는 시기입니다. 단순건망증이 생길 수 있습니다.

45세가 되면 작업 기억, 즉 정보를 동시에 처리하고 유지하는 능력이 점차 감소합니다. 동시에 여러 일을 하는 능률이 떨어지기 시작합니다. 50세 전후로는 사람이나 물건 이름, 약속, 일정 등을 기억하는 단기 기억력이 뚜렷하게 나빠집니다. 집중력이 떨어지고, 하던 일에서 다른 일로 전환하여 처리하는 능력도 떨어집니다. 건망증이 보다 자주 생기고, 때로는 머리가 나빠진 것을 자각하는 주관적 인지장애가 시작하기도 합니다.

60세 전후로 해마가 위축되기 시작하면서 기억 저장과 회상이 더 어려워지기 시작합니다. 단어를 떠올리는 데 시간이 걸릴 수 있지만, 이미 저장된 어휘와 지식은 대체로 잘 유지됩니다. 대신 새로운 기술이나 개념을 배우는 속도가 느려집니다. 새로 산 전자제품 등의 작동법이나 인터넷 상거래 등을 자식에게 의존하는 경우가 늘어납니다. 주관적인지장애를 느끼는 사람이 많고, 경도인지장애가 시작된 사람도 있습니다.

70세 전후로 노화가 뚜렷해지면서 기억력이 많이 나빠져 약속을 놓치거나 물건 등을 잘 잊어버립니다. 상황이나 사리에 맞게 행동하는 능력이나 주의집중력이 줄어듭니다. 주관적인지장애인 사람도 있지만, 많은 경우 경도인지장애가 됩니다. 치매가 되는 사람이 늘기 시작합니다. 경도인지장애가 된 사람은 시냅스의 소실도 크지만, 뉴런도 본격적으로 줄어들기 시작합니다. 머리가 빠르게 나빠집니다.

70대 후반부터는 개인차가 큽니다. 주관적인지장애 수준으로 유지되는 사람은 극히 드물고, 경도인지장애로 진행된 사람이 많습니다. 치매로 진행되는 사람도 많아집니다.

다르게 표현하면, 50세가 되기 전에 단순건망증이 시작하고, 60세 전후로 주관적인지장애가 시작하고, 70세가 넘으면 경도인지장애가 되기 쉽고, 80세가 될 때쯤 치매가 되는 경우가 많아집니다.

80세가 될 때쯤에 치매가 되는 사람을 기준으로 기억력의 저하를 추적해 본 내용입니다. 빠르게 진행하면 40대나 그 전에 치매가 될 수도, 느리게 진행하면 100세가 되어도 치매가 되지 않을 수도 있습니다. 비슷하게 진행한다면 80세가 되기 전에 치매가 될 가능성이 크고, 80대 중반에 운명할 가능성이 큽니다.

65세 이전에 발병하는 초로기 알츠하이머치매

65세 이전에 발병하는 초로기 알츠하이머치매는 독성인 베타아밀로이드를 많이 만드는 유전병일 가능성이 큽니다. 베타아밀로이드는 알츠하이머치매의 주된 중간 원인 물질입니다. 21번, 14번, 1번 염색체질환으로 베타아밀로이드가 많이 만들어집니다.

베타아밀로이드는 작은 단백질로 물에 녹지 않고 서로 엉키는 성질이 있습니다. 세포막 막단백질의 일종인 아밀로이드 전구단백에서 비정상적으로 만들어집니다. 만들어지면 효소에 의해 분해되거나 청소하듯이 없어지게 됩니다. 그러나 많이 만들어지거나 제대로 없애지 못하면 서로 달라붙고 엉키게 됩니다. 주로 축삭 부위 뇌세포 막의 바깥에 앙금으로 쌓이게 됩니다. 축삭은 뉴런인 신경원세포의 구조물로 전기적 자극을 다른 뉴런으로 전달하는 신경 또는 신경망이 됩니다. 축삭이 약해지면 신경세포체도 약해지고 사멸하게 됩니다.

아밀로이드 전구단백은 세포막에서 분리되어 신경세포의 성장과 발달에 중요한 역할을 합니다. 특히 시냅스의 성장과 퇴화, 즉 시냅스 가소성에 중요한 역할을 합니다. 이외에도 막단백질로 세포를 보호하는 등의 많은 기능이 있는 정상적인 구조물입니다.

하지만 아밀로이드 전구단백은 비정상적으로 분리되면 알츠하이머병과 관련된 베타아밀로이드라는 작은 단백질이 생깁니다.

유전적으로 잘 만들어지거나 잘 청소하지 못해도 쌓이게 됩니다, 유전과 관계가 없어도 심한 스트레스나 만성 염증 등으로도 아밀로이드 전구단백 물질이 많이 필요할 때 부수적으로 많이 생길 수 있습니다.

초로기 알츠하이머치매는 염색체질환으로 유전되는 병이며 주로 65세 이전에 발병합니다. 빠르게 베타아밀로이드가 쌓이면서 젊은 나이에 치매가 되고 빠르게 중기 말기로 진행합니다.

65세 이후에 발생하는 알츠하이머치매

반면에 65세 이후 발생하는 알츠하이머치매는 Apo E4 유전인자와 관련이 있는 경우가 약 20%, 다른 유전적 요인과 관련이 있는 경우가 20%, 나머지 60%는 유전과 관계없이 발생하는 것으로 알려져 있습니다. 여러 유전적 요인도 중요하지만 생활 습관이 더 중요합니다.

Apo E 유전인자의 세 가지 주요 변이형으로 Apo E2, E3, E4가 있습니다. Apo E4 변이는 알츠하이머병 발병 위험성을 증가시킵니다. Apo E4 유전인자가 하나 있으면, 즉 E2/E4나 E3/E4이면 알츠하이머치매 발병률이 2~4배 높아집니다. E4/E4이면 발생 가능성은 더욱 증가합니다.

Apo E4 형은 베타아밀로이드를 없애는 능력을 떨어뜨려 베타아밀로이드가 쌓이게 하고, 고지혈증에도 관계하여 주로 65세 이후에 알츠하이머치매를 일으킵니다. 대체로 Apo E4 유전인자를 가지고 있으면 총콜레스테롤과 LDL 콜레스테롤이 높고, HDL콜레스테롤은 낮습니다.

고지혈증이 심하면 Apo E4 검사를 해 보는 것이 좋습니다. 이외에도 TREM2(Triggering Receptor Expressed on Myeloid Cells 2), CLU(Clusterin), PICALM(Phosphatidylinositol Binding Clathrin Assembly Protein) 유전자도 65세 이후 발병하는 알츠하이머치매와 관련이 있습니다.

알츠하이머치매가 되는 과정

신경원 세포는 여러 가지 원인이 작용하여 세포 바깥에 베타아밀로이드 플라크가 쌓이고, 뉴런 내에 신경섬유 엉김이 생기고, 좀비 뇌세포가 되고, 사멸한 뇌세포가 됩니다. 이렇게 활력이 떨어진 뇌세포가 많아지고, 활력이 사라진 좀비 뇌세포가 많아지고, 사멸한 뇌세포가 많아지면서 뇌 기능이 떨어지고 알츠하이머치매가 됩니다. 이는 마치 새 집이 헌 집이 되고, 폐가가 되고, 철거한 집이 되면서 도시가 쇠퇴해 가는 것과 같습니다.

뇌세포의 변화 과정

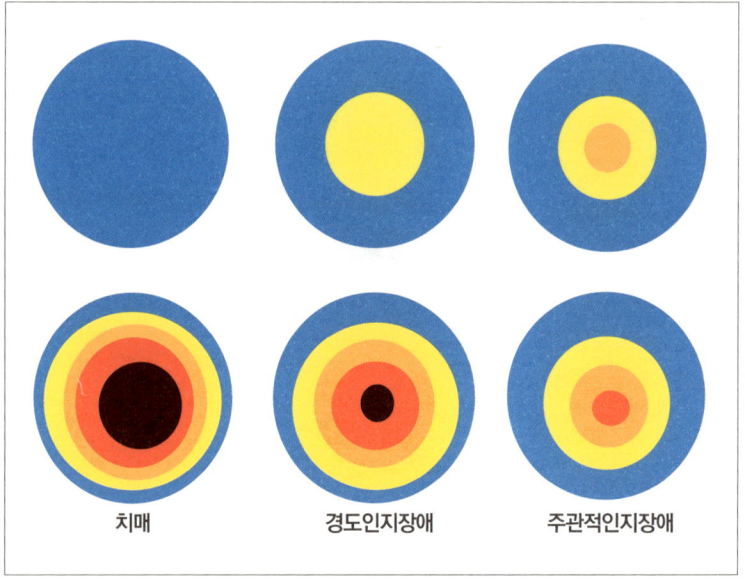

〈그림 2-1〉 뇌세포 변화 과정

- 동그라미 속에 뇌세포(주로 신경원 세포인 뉴런)를 전부 집어넣었다는 개념입니다.
- 뇌가 나빠지는 과정을 간단하게 표현한 그림입니다.

 뇌세포에는 신경 기능을 담당하는 뉴런이라고도 하는 신경원세포와 이를 보조하는 조세포가 있습니다. 조세포에는 성상세포, 희소돌기세포, 미세교세포 등이 있습니다. 여기서 뇌세포는 주로 신경원세포인 뉴런을 말합니다.
 알츠하이머병이 진행하는 바탕에는 뇌세포가 나빠지고 있습니다. 정상 뇌세포에서 베타아밀로이드 플라크라는 찌꺼기에 의해 스트레스를 받고 기능이 조금 떨어진 뇌세포가 됩니다.

이어서 기존의 베타아밀로이드 앙금이 쌓이던 곳에는 더 많은 앙금이 쌓이게 되고, 앙금이 쌓이는 부분이 퍼지게 됩니다. 베타아밀로이드 플라크 찌꺼기에 의해 오랫동안 산화 스트레스를 받은 뇌세포 안에는 찌꺼기가 쌓이기 시작합니다. 찌꺼기가 쌓일수록 뇌세포의 활력이 떨어집니다. 뇌세포 안의 찌꺼기는 타우 단백이 주성분인 신경섬유 다발 또는 신경섬유 엉킴이라 합니다.

기존의 변화가 확장되는 가운데 뇌세포 안에 찌꺼기가 가득 찬 좀비 뇌세포가 생깁니다. 좀비 뇌세포는 활력이 완전히 떨어진 뇌세포로 재활이 되지 않습니다. 정상 뇌세포, 활력이 떨어진 뇌세포, 좀비 뇌세포는 MRI에 차이가 없습니다. 좀비 뇌세포가 가득해도 MRI로는 알 수 없습니다. MRI 검사가 정상이라고 뇌가 건강한 것은 아닙니다.

뇌세포의 몸통인 세포체는 뇌의 바깥쪽 회백질을 이루고, 안쪽의 백질은 주로 축삭이 모인 신경망입니다. 베타아밀로이드는 주로 축삭의 기능을 떨어뜨립니다. 〈그림 2-1〉의 색상은 베타아밀로이드가 쌓인 정도를 나타냅니다. 오랫동안 많이 쌓일수록 축삭이 더 약해집니다. 축삭의 기능이 떨어지면 뇌세포도 약해지고, 축삭이 망가지면 뉴런도 망가집니다. 따라서 색상의 변화는 뉴런의 변화와 같습니다. 뉴런이 약해지면서 회백질의 두께도 줄어듭니다.

파란색은 정상 뉴런, 노란색은 축삭 밖에 베타아밀로이드 플라크가 쌓이면서 고통을 받는 뉴런입니다. 오렌지색은 축삭 바깥에 베타아밀로이드가 더 많이 축적되고, 타우 단백이 주성분인 신경섬유다발이라는 찌꺼기가 뇌세포 안에 쌓이는 뉴런입니다. 빨간색은 플라크가 더 많이 쌓이고, 뇌세포 안에는 찌꺼기가 가득 차서 기능을 상실한 좀비 뇌세포입니다. 검은색은 사멸한 뇌세포를 나타냅니다.

치매가 되기 전 경도인지장애일 때 검은색 부분의 사멸한 뇌세포도 많이 생기고, 그 전 단계인 주관적인지장애일 때부터 빨간색 좀비 뇌세포가 많이 생깁니다. 주관적인지장애의 전 단계인 알츠하이머병 1단계는 무증상이거나 단순건망증이 생길 수 있는 단계로, 기능이 떨어지기 시작하는 노란색과 기능이 제법 많이 떨어진 오렌지색의 뇌세포가 생기기 시작합니다.

파랑, 노랑, 오렌지, 빨강 모두 MRI에서는 구별되지 않습니다. 병이 많이 진행된 주관적인지장애까지는 진단적으로는 정상입니다.

치매가 난치인 이유와 대책

치료가 어려운 병을 난치병이라 하죠. 특히 암과 치매가 그러합니다. 무서운 암도 일찍 발견하면 완치할 수 있습니다. 그러나 퇴행성치매는 초기에 발견해도 완치는 거의 불가능한 난치병이 됩니다.

치매가 난치병이 되는 주된 이유는 첫째, 뇌세포는 재생되지 않기 때문입니다. 둘째, 치매 초기가 진정한 초기가 아니기 때문입니다. 셋째, 뇌세포가 매우 빠른 속도로 나빠지기 때문입니다.

첫 번째, 뇌세포는 거의 재생이 되지 않습니다.

큰 흐름으로 보면 뇌는 계속 나빠지기만 합니다. 다만 뇌는 구조와 기능이 변하는 가소성이 있습니다. 뇌를 많이 사용하면, 즉 뇌 운동이 되면 가소성으로 인해 어느 정도는 좋아집니다. 반대로 사용하지 않으면, 즉 뇌 운동을 하지 않으면 뇌는 빠르게 나빠집니다. 뇌 운동은 치매예방과 치료에 도움이 됩니다. 그리고 음식과 한약으로도 뇌세포의 노화 속도를 늦추고 뇌세포의 활력을 회복시킬 수 있습니다. 음식으로 활력이 회복되지 않는 부분은 한약으로 활력을 회복시킬 수 있습니다. 제가 하고 있는 뇌세포재활치료입니다.

두 번째 알츠하이머치매 초기는 진정한 초기가 아닙니다.

알츠하이머병으로는 7단계 중 4단계로 많이 진행된 병입니다. 4단계가 되면 사멸한 세포가 늘어나면서 재생이 안 되는 부분도 늘어납니다. 가소성을 이용한 인지치료 효과나 뇌세포재활치료 효과도 줄어듭니다. 살아 있는 뇌세포의 활력도 0%에서 100%까지 다양하게 떨어져 있습니다. 활력이 떨어질수록 재활이 되는 정도가 작아집니다. 활력이 거의 남아 있지 않은 뇌세포를 좀비 뇌세포라 합니다. 좀비 뇌세포는 재활이 되지 않고 빠르게 사멸합니다.

세 번째 뇌세포가 매우 빠른 속도로 나빠집니다.

뇌가 빠르게 나빠지고 있어, 뇌세포재활치료를 해도 멈추게 하기는 어렵다는 문제가 있습니다. 뇌세포재활치료로 처음에는 많이 좋아집니다. 그러는 동안에도 나빠지는 데 가속도가 붙으면서 시간이 지나면 다시 나빠지게 됩니다. 속도를 늦출 수는 있지만 멈추게 할 수는 없습니다.

이런 이유로 치매를 초기에 발견해도 뇌를 회복시키는 데는 한계가 있습니다. 난치병이 됩니다. 계속 강조하는 말이지만, 치매를 이기는 길은 뇌가 나빠지기 전부터 뇌가 망가지는 속도를 늦추는 것입니다. 없던 건망증이 생기면 치매예방 노력을 적극적으로 시작해야 합니다. 머리가 많이 나빠진 느낌이 들면, 예방 노력과 뇌세포재활치료를 자주 받는 것이 좋습니다. 실수가 늘어나면 뇌세포재활치료를 지속해야 합니다. 여기서 말하는 뇌세포재활치료는 제가 의학과 한의학을 융합해 개발한 뇌세포의 활력을 회복시키는 한약차료입니다.

알츠하이머치매의 전 단계

치매는 걸리는 것일까요? 아닙니다. 치매로 변한 것입니다. 변한다는 것은 치매가 되기 오래전부터 병이 시작되고, 치매가 되면 많이 망가진 상태가 된 것입니다. 문제는 망가진 뇌의 회복은 제한적으로만 가능하다는 점입니다. 그러므로 망가지기 전에 보존해야 합니다.

1단계, 2단계, 3단계도 알츠하이머치매와 같은 병이지만, 아직 치매 증상이 나타나고 있지 않을 뿐입니다. 알츠하이머병 4단계에서 7단계는 알츠하이머치매라 합니다. 알츠하이머병 속에 알츠하이머치매가 포함됩니다.

알츠하이머병 1단계는 무증상 또는 단순건망증이 생기는 기간이며, 2단계는 주관적인지장애, 3단계는 경도인지장애로 치매가 되기 전 단계입니다. 알츠하이머치매의 진정한 초기는 알츠하이머병 1단계인 무증상기와 2단계인 주관적인지장애까지입니다. 주관적인지장애도 늦게 나이 들어 생기면 큰 문제가 없지만, 젊은 나이에 생기면 나이 들어 치매가 될 가능성이 매우 큽니다. 3단계인 경도인지장애가 생기면 몇 년 내에 치매가 될 가능성이 큽니다. 몇 살에 뇌가 얼마나 나빠졌는가가 중요합니다.

◆ 무증상 또는 단순건망증 단계(알츠하이머병 1단계)

갑자기 대문 잠금키의 번호가 생각나지 않아 당황하거나 극장에 갔다가 주차해 둔 장소가 기억나지 않거나 자동차 키를 손에 들고 자동차 키를 찾지 못해 당황한 적이 없나요? 이런 건망증이 생기면 치매가 되지 않을까 걱정이 되기도 합니다.

이렇게 평소에 없던 건망증이 생기면 당황할 수 있습니다. 이런 경우는 스트레스가 많거나 하는 일이 많아 기억이 일시적으로 떠오르지 않아서 생깁니다. 가벼운 단순건망증으로, 치매와는 무관한 것으로 설명합니다.

하지만 단순건망증이 생기는 이유는 뇌가 〈그림 2-1〉처럼 나빠졌기 때문입니다. 그림의 노란색 부분은 베타아밀로이드 플라크라는 치매의 싹이 자라고 있는 것을 나타냅니다. 그리고 오렌지색 부분은 뇌세포 안에 타우 단백이 주성분인 신경섬유 다발이 만들어지고 있는 것을 표현한 것입니다. 뇌가 이렇게 변하고 있어도 아밀로이드 PET에 뚜렷하게 나타나지 않을 수 있습니다. 이런 변화로 인해 뇌세포의 기능이 떨어지면서 단순건망증이 생길 수 있습니다.

단순건망증은 기억은 저장되었지만, 회상이 일시적으로 안 되는 경우입니다. 시간이 지나면 대부분 저절로 다시 기억이 돌아옵니다. 단순건망증이 생기는 이유는 스트레스나 뇌의 과부하로 생길 수 있습니다. 스트레스로 인한 스테로이드 호르몬이 해마와 전두엽의 기능을 떨어뜨리기 때문입니다.

그러나 다른 시각으로 보면 뇌의 예비능이 줄어들어 생기는 현상입니다. 그림의 오렌지색만큼 치매의 싹이 자라고 예비능이 떨어지면서 기억을 담을 수 있는 그릇이 그만큼 줄어들게 됩니다. 시시한 기억이 빠져나가기 쉽습니다. 없던 단순건망증이 생기는 이유는 뇌의 예비능이 줄어들었기 때문입니다. 알츠하이머병의 1단계일 수 있습니다. 치매를 걱정할 단계는 아니지만, 치매예방 노력을 적극적으로 시작해야 할 때입니다.

◆ 주관적인지장애(알츠하이머병 2단계)

별것도 아닌 일을 끝내지 못하고 한참 씨름하거나, 복잡한 일이 귀찮고 하기 힘들어지거나, 머리가 안개 낀 듯 맑지 못하거나, 기억력이 많이 떨어진 것을 느끼거나, 예전보다 물건 둔 곳을 잘 잊어버리기도 하지만, 뚜렷한 실수를 할 정도가 아니면 주관적인지장애입니다.

50대 후반의 S 회장은 기억력이 많이 떨어지고, 회의할 때 임원의 이름이 기억나지 않고, 약속 장소를 정할 때 자주 가던 식당의 이름이 기억나지 않아 속이 상할 때가 많았습니다. 뇌세포재활치료를 받아도 한동안 호전되는 느낌이 들지 않았습니다. 4개월 복약하고 난 뒤 기억력이 좋아지기 시작하고, 임원 이름이나 오랜만에 나온 탤런트 이름도 잘 떠오르고, 음식점 이름도 잘 떠오른다고 좋아했습니다. 이런 경우는 주관적인지장애가 꽤 진행된 경우입니다. 주관적인지장애가 가벼우면 좋아지는 증상을 크게 못 느낄 수도 있습니다.

주관적인지장애가 되면 베타아밀로이드 플라크에 영향받는 뇌세포가 〈그림 2-1〉의 노란색으로 표시된 부분 정도로 커지고, 신경섬유 다발이 생기는 뇌세포도 오렌지색으로 표시한 부분 정도로 커집니다. 빨간색으로 표시한 부분처럼 찌꺼기가 가득 차서 기능이 사라진 좀비 뇌세포도 생깁니다. 기억력이 많이 나빠지는 이유는 이렇게 뇌세포가 많이 변했기 때문입니다.

좀비 뇌세포는 살아 있지만, 기능이 사라진 뇌세포로 재활치료가 되지 않습니다. 좀비 뇌세포가 늘어나지 않도록 해야 합니다. 주관적인지장애가 되면 적극적인 예방 노력과 예방치료를 해야 합니다. 특히 젊은 나이에 주관적인지장애가 되면 문제가 심각합니다. 그래도 치매예방 노력을 열심히 하고 잘 치료하면 주관적인지장애에 오래 머물 수 있습니다.

주관적인지장애는 예전보다 기억력을 비롯한 머리가 많이 나빠진 상태지만 실수할 정도는 아닙니다. 자질구레한 기억은 잘 잊어버리지만, 남과의 약속과 같은 중요한 것은 대부분 기억합니다. 기억력이 떨어져도 실수하거나 남들이 알아볼 정도는 아닙니다.

MRI 사진에 정상 뇌세포, 기능이 떨어진 뇌세포, 좀비 뇌세포가 구별되지 않습니다. 구별되지 않으므로 주관적인지장애를 MRI로는 알 수 없습니다.

◆ 경도인지장애(알츠하이머병 3단계)

곧 80대가 되는 두 부부 이야기입니다. 남자분들이 대학 동창으로 60년 가까이 우정을 이어 온 사이입니다. 부인들끼리도 친해 네 분이 금요일마다 등산을 해 왔습니다. 근래에 친구 한 분이 길을 잃고 집을 찾지 못하는 사건으로 대학병원에서 치매 진단을 받았습니다. 기억력도 많이 떨어져 묻는 것을 또 묻고, 자꾸 깜빡거린다고 합니다.

친구의 병이 걱정되어 부인들과 같이 오셨습니다. 항상 네 분이 같이 등산해 진료할 때도 항상 네 분이 같이 옵니다. 치매가 된 분도 문제였지만 같이 온 남자분은 경도인지장애가 제법 진행된 것처럼 이해력이 많이 떨어져 있었습니다. 대화를 나누다 보면 어느 정도는 짐작해 볼 수 있습니다. 부인들도 비교적 양호했을 뿐 역시 이해력 떨어져 있었습니다. 경도인지장애이지만 서로 앞서거니 뒤서거니 하는 상태였습니다.

뇌세포재활치료로 많이 호전되고 있음을 친구와 부인들이 지켜봐 왔습니다. 그들은 뇌세포재활치료의 효과를 인정했습니다. 저는 세 분에게 치매가 되기 전에 뇌세포재활치료를 해야 하는 이유를 설명해 드렸습니다. 그리고 남자 친구분은 치매 친구처럼 되지 않으려면 한시가 급하다고 했습니다. 그러나 치매가 되기 직전인 경도인지장애라는 것과 뇌세포재활치료를 해야 한다는 것을 설명을 듣고서도 치료받을 생각을 하지 못했습니다. 경제적 문제도 있을 수 있지만, 경도인지장애가 되면 이해력이 떨어지고 판단력과 결정력이 약해져 우유부단해지기 때문입니다. 진행된 경도인지장애의 특징입니다. 경도인지장애는 자식이나 배우자 또는 친구가 나서야 치료받을 수 있습니다. 70대 이상이 되었다면 진료나 치료를 위해 보호자를 동행하는 것이 좋습니다.

 3단계인 경도인지장애가 되면 노란색도 오렌지색도 커집니다. 노란색은 베타아밀로이드 플라크로 산화 스트레스를 받는 뇌세포를 표현한 것이며, 오렌지색은 뇌세포 속에 신경섬유 다발이 쌓이는 것을 나타냅니다. 더불어 세포 내 찌꺼기가 가득 차면서 기능을 상실한 좀비 뇌세포를 말하는 빨간색 부분도 많이 커집니다. 검은색으로 표시한 사멸한 뇌세포도 많아지지만, MRI로 객관적인 진단은 하기 어려울 정도입니다.

 치매는 멀리 있지 않습니다. 경도인지장애는 치매의 바로 전 단계로 '준 치매'에 해당합니다. 알츠하이머병의 3단계에 해당하며 일상생활에 실수가 나타납니다. 진행된 경도인지장애는 뇌세포재활치료를 해도 치매를 막기 어려울 수 있습니다. 이럴 때 치료의 주목적은 치매를 뒤로 미루는 것입니다. 경도인지장애일 때 발견하는 것도 빠른 진단이 아닙니다.

경도인지장애의 기간은 6년에서 10년 정도로 평균 8년 정도 됩니다. 여기저기가 조금씩 둔해지지만, 그중에서도 기억력이 표가 잘 납니다. 둔해진 표가 나도 배우자나 가족이 느끼는 경도인지장애는 조금 다릅니다. 환자의 기억력이 떨어졌다고 느끼는 기간이 대부분 2, 3년입니다. 경도인지장애 전반부의 5, 6년은 잘 모르고 지나쳤다는 이야기입니다. 환자가 둔해진 느낌을 주었겠지만, 나이 탓이라고 여겼을 수 있습니다.

알츠하이머치매의 진정한 초기는 알츠하이머병 1단계인 무증상에서 2단계인 주관적인지장애까지입니다.

알츠하이머치매(알츠하이머병 4~7단계)

알츠하이머치매는 알츠하이머병이 중/후반으로 진행된 상태입니다. 알츠하이머치매의 초기는 알츠하이머병 4단계에 해당되며, 중기는 5단계, 말기의 전반은 6단계, 말기의 후반은 7단계에 해당합니다.

치매로는 초기이지만 병으로는 7단계 중 4단계로 많이 진행된 상태입니다. 초기가 진짜 초기가 아닙니다. 치매가 난치병이 되는 주된 이유 중 하나입니다.

◆ 알츠하이머치매 초기(알츠하이머병 4단계)

P 여사는 70대 초반에 알츠하이머치매 진단을 받았습니다. 진단받기 2년 전부터 기억력이 많이 악화되었다고 합니다.

진단 당시 종합병원에서 검사한 간이정신상태검사가 30점 만점에 17점이었고, 저희 의원에서도 18점이 나와 대동소이했습니다. 치매 초기였으며, 시간, 계산, 기억 회상 능력 등에서 큰 장애가 나타났습니다.

뇌세포재활치료 6개월 후 경도인지장애 수준인 23점으로 호전되었습니다. 계속 뇌세포재활치료로 잘 지내 오셨습니다. 그러나 최근에 조금씩 나빠지기 시작해서 6년 반이 지난 지금은 13점 정도로 처음 오셨을 때보다 조금 나빠진 상태입니다.

보통 70대 초반에 알츠하이머치매가 되면, 약 2년 후에 중기로 진행합니다. 진단받을 당시 치매가 시작된 지 제법 되었으며, 아직도 중기까지는 진행되지 않은 상태입니다. 치매의 진행 속도를 3배 이상 많이 늦추고 있습니다. 뇌세포재활치료의 놀라운 효과입니다.

알츠하이머치매의 초기는 알츠하이머병 4단계에 해당합니다. 초기는 가족과 본인을 위한 생산적 활동 능력이 많이 떨어집니다. 회사 다닐 능력과 사회활동 능력이 떨어지고, 음식을 차리거나 집안일을 제대로 할 능력이 사라질 때부터입니다.

알츠하이머치매의 초기 증상은 주로 기억력 장애로 인한 문제가 발생합니다. 최근 기억력이 뚜렷하게 떨어집니다. 일주일 이내의 본인이 경험한 중요한 기억도 전혀 기억나지 않습니다. 최근에 알게 된 사람을 잘 몰라보게 됩니다. 시간의 흐름을 이해하지 못하게 되고, 공간 기억 능력과 시 공간 능력이 떨어져 현실 파악 능력이 떨어집니다. 언어 능력이 나빠져 이해력, 표현력, 대화 능력이 떨어집니다. 머리에 떠올라 있는 작업 기억이 떨어져 집중하거나 생각하거나 따져 보거나 판단하거나 결정하지 못해 우유부단해지거나 문제를 해결하는 능력이 떨어집니다. 이로 인해 익숙한 일상 활동 능력도 떨어집니다.

알츠하이머치매는 죽어 사라진 뇌세포로 인해 초기에 MRI 진단이 가능합니다. 진단은 가능하지만 정상과 초기의 뇌 MRI는 음영에 큰 차이가 없습니다. 그런데도 뇌의 기능이 많이 약해진 이유는 정상조직처럼 보이는 뇌 속에 기능을 완전히 상실한 좀비 뇌세포가 많아졌기 때문입니다. 좀비 뇌세포는 재활치료되지 않습니다. 좀비 뇌세포는 빠르게 사멸합니다. 빠르게 중기/말기로 진행하게 됩니다.

그렇기에 치매를 초기에 발견하고 치료해도 난치병이 됩니다. 물론 혈관치매나 다른 병으로 생기는 기타 가성치매처럼 남아 있는 뇌 조직이 정상인 경우는 초기에 발견할 경우 완치가 가능합니다.

◆ 알츠하이머치매 중기(알츠하이머병 5단계)

70대 후반의 J 여사는 알츠하이머치매로 대학병원에서 치료를 받고 있었습니다. 약 3년 반이 지나면서 중기로 악화하여 뇌세포재활치료를 시작했습니다. 경과가 좋아 치매 초기처럼 보일 때도, 때로는 경도인지장애처럼 보일 정도로 회복되었습니다. 연로한 할머니 몇 분을 모시는 스테이 하우스에 사시면서 노래를 잘 불러 오락부장이라고 불리기도 했습니다.

중기가 되면 초기 증상이 더욱 심각해지며 새로운 증상이 나타납니다. 중기의 특징은 밥을 먹거나 옷을 입거나 씻는 등의 기본적인 일상생활도 환자가 스스로 하기 어려워지며, 많은 도움이 필요해집니다. 잠시도 눈을 떼기 어렵고 점점 더 많은 도움과 감독이 필요하게 됩니다.

기억력 장애 정도가 더 심해집니다. 오전에 경험한 아주 중요한 일도 오후에는 전혀 생각이 나지 않게 됩니다. 이런 최근 기억뿐만 아니라, 오래된 정보나 과거의 기억도 점점 잊어버립니다. 자주 보지 않는 가족이나 친구들의 이름을 기억하지 못하기 쉽습니다.

언어 장애가 심해져 단순한 대화만 가능해집니다. 글을 쓰기 힘들어지면서 글 쓰는 것이 싫어지게 됩니다. 싫어한다는 것은 하기 힘들다는 뜻입니다. 억지로 글을 쓰게 하는 것은 좋지 않습니다.

시간과 장소에 대한 혼란도 언어의 의미 개념과 함께 떨어집니다. 시간에 대한 개념은 치매의 초기에 거의 다 떨어지고 장소에 대한 개념과 기억력도 많이 떨어져 집과 조금만 많이 떨어진 곳에서도 길을 잃게 됩니다.

전두엽이 영향을 받으면서 갑작스럽고 예측할 수 없는 기분과 행동 변화를 보일 수 있습니다. 적절한 결정을 내리거나 문제를 해결하는 능력이 크게 떨어집니다. 그래서 중기가 되기 전에 재산 정리를 하게 해야 합니다.

실족하기 쉬우며, 환각이나 망상이 잘 생기고, 이로 인한 악몽으로 밤새 시달리다 보면 탈수가 생기는 경우가 많아집니다.

◈ 알츠하이머치매 말기의 전반부(알츠하이머병 6단계)

P 회장은 아흔을 바라보는 치매 말기 환자입니다. 혈관치매와 파킨슨병치매로 유명 대학병원에서 치매 치료를 받고 있었습니다. 그러나 점점 나빠지면서 식사를 스스로 하지 못해 도와드려야 했고,

거동을 할 수 없어 침대에 누워만 있어야 했고, 대소변을 가리지 못했고, 환시와 망상, 불면 등이 심해졌다고 했습니다.

병원에서는 나빠진 이유가 나이가 드시면서 알츠하이머치매가 겹쳤기 때문이라고 했습니다. 파킨슨병치매가 진행하여 나타나는 증상일 가능성이 컸지만, 10년도 더 전의 진단이었습니다.

진행된 파킨슨병치매 증상인지 알츠하이머치매의 말기증상인지 구분하지 못했지만, 뇌세포재활치료로 11개월 만에 제반 증상이 호전되어 함께 외식도 가능해졌다고 했습니다. 처음으로 직접 당신이 100m나 되는 거리를 걸어서 오셨습니다. 4개월 더 치료하시고는 "나, 많이 좋아졌어!"라고 하면서 자랑하러 오셨습니다. 두고두고 생각나는 분입니다.

P 회장님처럼 못 걷던 분들이 치료받으러 걸어오는 분들이 많습니다. 80대 치매 말기인 할머니는 걸을 수 있게 되어 고맙다고 진료실에서 '섬마을 선생님'을 불러 주셨습니다. 말씀을 안 하던 분이 말씀도 하고 고마운 마음을 전해 주셨습니다.

말기가 되면 치매 초기의 그림에서 노란색 부분까지 빨간색으로 변했을 정도로 뇌가 나빠집니다. 뇌세포재활치료의 대상도, 인지기능개선제의 작용 부위도 줄어듭니다. 치료약의 용량을 올리는 것이 큰 도움이 되지 않습니다.

알츠하이머병의 6단계인 알츠하이머치매 말기의 전반부 증상은 심각한 기억력 상실로 방금 했던 중요한 일도 기억이 나지 않습니다. 매일 기억하여 다져진 기억인 배우자나(도) 같이 사는 자식도 몰라보기 시작합니다. 의사소통도 매우 어려워집니다. 말하는 능력이 현저히 떨어져 단순한 말만 가능합니다. 집안의 부엌이나 화장실이 어디에 있는지도 모르게 되고, 자주 보지 않는 자식이 와도 누구인지 몰라보게 됩니다.

식사, 옷 입기, 목욕 등과 같은 기본적인 일상 활동도 혼자서는 불가능하며, 대부분의 일상 활동에 도움이 필요합니다. 극도의 불안, 공격성, 초조함, 방황 등의 행동 변화가 나타날 수 있습니다. 근력과 체력이 감소하며, 보행이나 균형 유지에 어려움을 겪을 수 있습니다.

◈ 알츠하이머치매의 말기 후반부(알츠하이머병 7단계)

인지기능이 거의 완전히 상실되고 주변 환경에 대한 인식도 거의 없어집니다. 말하는 능력을 거의 잃으며, 단어를 구사하거나 의사소통하는 능력이 거의 없습니다. 단순한 소리나 신음만 낼 수 있습니다.

P 교수는 어머님이 말기치매로 요양원으로 모신 지 3년쯤 되었습니다. 매주 뵈러 가는 데 얼마 전부터는 자신을 몰라봐 마음이 상했습니다. 자식을 알아볼 수만 있어도 좋겠다고 했습니다.

말기의 후반부가 되면 대부분은 약을 해 드리지 않습니다. 다만 이 경우는 P 교수의 아픈 마음이 전해져 약을 해 드렸습니다. 어머님이 자식을 알아보신다고 어린애처럼 좋아했습니다.

말기의 후반부가 되면 신체 기능이 급격히 저하되어 거의 침대에서 누워 지내게 됩니다. 씹고 삼키는 능력도 감소하여 영양실조, 탈수, 욕창 등의 문제가 발생할 수 있습니다. 치료보다 환자의 삶의 질을 최대한 유지하고, 신체적 불편함을 최소화하는 것이 중요한 목표가 됩니다.

"검사했는데 괜찮다고 하더라!"

검사 결과가 정상이면 병이 없는 것일까요? 아니죠! 검사에 나타나지 않는 병이 있습니다. 미병(未 아닐 미, 病 병 병)이라고 합니다. 미병도 병이지만 아직 진단될 정도로 심해지지 않은 병입니다. 진단 기기가 발달할수록 진단의 폭이 점점 더 넓어지고 미병이 점점 줄어들게 됩니다.

대부분의 미병은 문제가 되지 않습니다. 병이 되고 나서 치료해도 되기 때문입니다. 그러나 치매와 같은 병은 병이 되고 나서 치료하면 늦습니다. 첫째, 치매가 되었을 때는 MRI 검사에 나타나는 것보다 뇌가 많이 망가진 상태이고 둘째, 망가진 뇌를 많이 회복시킬 수 없고 셋째, 점점 더 빠르게 망가지기 때문입니다.

머리에는 정상 뇌세포, 약해진 뇌세포, 좀비 뇌세포가 들어 있지만, MRI 검사에 이런 뇌세포들의 차이가 나타나지 않습니다. 다만 죽은 뇌세포가 늘면 뇌의 바깥쪽 피질인 회백질이 얇아지고, 뇌가 쪼그라들게 되고, 뇌실이 커지고, 뇌의 틈새가 커지게 되면서 뇌가 나빠진 것을 알 수 있게 됩니다. 이렇게 MRI 검사에 표가 나면 뇌는 이미 많이 망가진 상태입니다. 괜찮아 보이는 뇌 음영이더라도 그 속에는 정상 뇌세포는 거의 없고 다양하게 기능이 떨어진 뇌세포들이 들어 있습니다.

뇌는 망가지기 전부터 대비해야 합니다. "검사했는데 괜찮다고 하더라!"라고 하면서 안심하면 안 됩니다. 괜찮아 보이는 뇌 음영 속에 기능이 떨어진 비정상 뇌세포가 가득 들어 있을 수 있습니다. 약해진 뇌세포는 더 빠르게 나빠지고 죽게 됩니다. 오늘보다 내일이, 내일보다는 내일의 내일이 더 많이 나빠지게 됩니다. 머리가 나빠진 걸 많이 느낀다면, 근거나 치매 진단과 관계없이 예방 노력을 철저히 해야 합니다. 예방치료를 시작해야 합니다.

치료를 할 수 있느냐와 없느냐에 따라 치료 관점이 달라집니다. 이렇게 미병 치료가 중요하다고 말할 수 있는 이유는 뇌세포재활치료가 가능하기 때문입니다. 뇌세포재활치료는 소소한 많은 치료 대상을 보하는 한약 치료로 가능합니다.

치매의 종류

　　치매는 단일 병명이 아닙니다. 치매 증상을 일으키는 치매 증후군을 말합니다. 급성위염, 만성위염, 위궤양 등을 위장병이라 하는 것처럼 치매를 일으키는 병의 종류가 70가지 내외로 많습니다. 이를 크게 발병 원인에 따라 3종류로 나눌 수 있습니다.

　　뇌세포가 빨리 노화하는 퇴행성치매, 혈관질환으로 발생하는 혈관치매 그리고 다른 병으로 인해 치매 증상이 생기고 원인을 제거하면 치매가 완치되는 가성치매로 구분이 됩니다. 퇴행성치매는 알츠하이머치매가 대표적이며 전체 치매의 2/3 이상을 차지합니다. 혈관치매가 나머지의 2/3 정도를 차지합니다. 다음으로는 퇴행성치매인 전두측두엽치매와 레비소체치매 피킨슨병치매가 흔합니다.

알츠하이머치매

치매 환자 3명 중 2명 이상이 알츠하이머치매입니다. 다른 유형의 치매도 오래되면 결국 알츠하이머치매가 겹치는 경우가 많습니다. 그래서 치매라 하면 대부분은 알츠하이머치매를 말합니다.

60대 초반의 J 씨는 약 2년 반 전부터 기억력이 많이 떨어졌습니다. 좋은 대학을 나온 똑똑한 사람이었습니다. 인지검사는 경도인지장애 정도로 나타났지만, 해마를 비롯한 뇌의 위축이 뚜렷했습니다. 알츠하이머치매가 시작되었습니다.

J 씨는 일찍 발병하고 진행 속도가 빠른 초로기 알츠하이머치매로 보였습니다. 그간 받아 오던 인지기능개선제 치료를 계속 받게 하면서 뇌세포재활치료도 2년 6개월간 했습니다. 처음에는 제법 회복되었지만, 시간이 흐르면서 회복되는 것보다 나빠지는 것이 커지면서 처음 왔을 때보다 조금 나빠졌습니다.

일찍 시작하는 치매는 1년 정도 지나면 중기로 진행할 수 있습니다. 그러나 아직 중기가 아니므로 치료의 효과는 제법 큽니다. 그럼에도 어쨌든 나빠졌으니 실망스러울 수 있습니다. 그래도 진행을 늦추고 삶의 질을 유지하기 위해 계속 치료받는 것이 좋습니다.

특히 초로기 알츠하이머치매는 진행 속도를 늦출 수는 있지만, 진행을 멈추기에는 어려운 점이 있습니다. 참고로 알츠하이머치매의 초기 기간은 1년에서 3년쯤입니다. J 씨처럼 일찍 발병하면 1년 정도, 늦은 나이에 발병하면 3년 정도 됩니다.

알츠하이머치매의 주된 증상은 기억력 장애입니다. 초기에는 최근에 본인이 경험한 사건, 대화 내용, 약속 등 대한 기억이 떨어지지만, 과거 기억은 비교적 온전합니다. 다만 진행하면서 과거 기억도 점점 사라집니다. 시간에 대한 개념이 떨어지고, 길을 잃거나 진행되면 보이는 공간을 이해하는 능력도 떨어집니다.

어느 순간에는 사람이나 물건의 이름이 떠오르지 않고, 사람이나 물건을 알아보는 능력도 점점 떨어집니다. 이해력이 떨어지고, 생각하고, 집중하고, 따져 보고, 판단하고, 결정하고, 실행하는 능력이 떨어지면서 일상생활 능력이 떨어집니다. 성격과 행동이 변하고, 망상이나 환각이 생기고, 옷을 입거나 스스로 식사하는 능력도 사라지고, 대소변을 가리지 못하게 됩니다.

혈관치매

혈관치매는 대부분 갑자기 발병합니다. 주로 뇌경색으로 생기는 경우가 많습니다. 혈관치매는 알츠하이머치매 다음으로 흔합니다. 알츠하이머치매를 제외한 나머지 치매의 약 2/3를 차지하여 20% 가까이 됩니다.

80대 초반의 K 대표는 왼쪽 팔에 힘이 빠져 입원했고 뇌경색 판단을 받았습니다. 2년 전에는 왼쪽 다리에 힘이 빠졌으나 저절로 회복되었고, 1년 전에는 얼굴 쪽에 마비가 왔으나 얼마 지나지 않아 회복되었다고 합니다. 뇌의 여러 곳에 뇌경색이 생기면서 결국 다발성 뇌경색 혈관치매가 되었습니다. 거동도 불편하고, 말도 제대로 하지 못하고, 팔도 불편해 보였습니다. 이렇게 뇌경색이 생길 때마다 부위에 따라 다양한 증상이 갑자기 생깁니다. 그런데 뇌세포재활 치료를 받은 후로는 골프도 칠 수 있게 되었습니다.

혈관치매는 비만, 고지혈증, 당뇨, 동맥경화증, 고혈압과 같은 만성 대사증후군으로 심혈관질환이 심해지면서 발생할 수 있습니다. 크고 작은 뇌졸중이 생길 수 있고 이런 뇌졸중으로 다친 뇌 부위가 많아지면서 혈관치매가 됩니다.

제법 큰 혈관이 막히면 막힌 뇌 부위의 기능이 사라져 생기는 뚜렷한 뇌졸중의 증상이 갑자기 나타나게 됩니다. 뇌졸중이 겹칠 때마다 새로운 증상이 겹치고, 몇 번 겹치면 뇌 기능이 많이 나빠지면서 갑자기 다발성 뇌경색 혈관치매가 됩니다.

반면에 아주 작은 뇌동맥은 뇌의 바깥쪽 세동맥보다 심부 세동맥이 잘 막히게 됩니다. 혈압이 바깥쪽보다 높아 죽상동맥경화증이 잘 생기고 이로 인해 혈관이 잘 막히거나 터지게 됩니다. 완전히 막히고 다른 동맥으로부터 혈액을 받지 못하면 아주 작은 뇌졸중인 열공성 뇌경색을 일으키게 됩니다. 그러나 대부분의 뇌 심부의 세동맥은 불완전하게 막히거나 다른 동맥으로부터 혈액을 부족하게라도 공급받아 서서히 조직이 약해집니다. 백질 변성이라 하며 누적되면서 서서히 진행하여 피질하혈관치매가 됩니다.

　이외에도 인지기능에 중요한 해마나 시상과 같은 부위에 뇌졸중이 생기면 전략 치매라는 혈관치매가 생길 수 있습니다. 이외에도 유전되는 혈관치매도 있습니다.

　70을 바라보는 L 씨는 CADASIL이라는 우성 유전되는 유전성 혈관치매를 앓고 계십니다. 모 대학병원에서 몇 년째 치료를 받고 있었습니다. CADASIL은 피질하혈관치매의 일종으로 백질의 만성적인 혈액순환장애로 백질이 변질하게 됩니다. 편두통, 뇌졸중 병력, 기억력 저하, 굼뜬 행동, 어지럼 등의 증상이 나타나고 있었습니다. 그런데 뇌세포재활치료 2개월이 지나면서 10년 만에 손수 운전하여 오셨습니다. 운전하면 어지럼이 심해 못했다고 합니다. 이후 일본으로 여행을 가서 3일간 골프도 치고 오셨습니다.

　혈관치매는 대사증후군을 잘 관리하면 예방할 수 있습니다. 퇴행성치매인 알츠하이머치매도 혈액순환의 영향을 많이 받습니다.

전두측두엽치매

전두측두엽치매는 전두엽과 측두엽의 뇌세포 내에 타우 단백이 주성분인 찌꺼기가 생깁니다. 40세에서 65세 사이에 잘 생기는 치매로, 기억력이 초기에는 비교적 온전하여 치매인 줄 모를 수 있습니다, 기억력의 저하보다는 성격 변화와 사회적 행동의 문제가 뚜렷합니다. 전두측두엽치매는 인지기능개선제도 잘 듣지 않으며, 정신병 증상으로 나쁜 치매가 되기 쉽습니다.

성격과 행동이 먼저 변하는 행동변이형 전두측두엽치매와 언어 기능이 먼저 변하는 일차성 진행성 실어증이 있습니다. 또한 운동 기능의 문제를 일으키는 레비소체치매와 파킨슨치매도 넓은 범주에서 전두측두엽치매입니다.

행동변이형 전두측두엽치매는 자신의 행동에 대한 통제력을 상실하거나 공공장소에서 부적절한 행동을 하거나 다른 사람의 감정을 살피거나 공감하거나 배려하지 못하며, 그래서 무례하게 행동하는 등 사회성이 부적절해집니다. 무관심이나 무의지증이 생길 수 있습니다. 우울증, 편집증, 강박증, 동요 증상이 생길 수 있고, 반복적인 행동을 하거나 단것이나 이상한 것을 좋아하고, 위생에 관심이 없어 지저분해질 수 있습니다.

70대 중반의 T 씨는 아직도 자기 사업을 하고 있습니다. 원래부터 성격이 고약하여 아무 곳에서나 소변을 보고 화를 참지 못하고 다혈질이었습니다. 그런데 최근 들어 기억력이 떨어지고 성격이 더 고약해졌습니다. 성적 욕구를 무분별하게 보이기도 했습니다. 경도행동장애가 심해져 행동변이형 전두측두엽치매가 되고 있는 것입니다. 전두측두엽치매도 초기에는 효과가 있으나, 많이 진행하면 치료에 잘 반응하지 않습니다. 인지기능을 담당하는 뇌세포가 타우 단백이 주성분인 찌꺼기가 많아지면서 기능이 사라진 좀비 뇌세포로 많이 변하기 때문입니다.

일차성 진행성 실어증은 언어를 사용하고 이해하는 데 어려움이 증가합니다. 적절한 단어나 사물의 이름을 찾지 못하고 단어나 사물의 의미를 모르게 됩니다. 점점 이해력이 떨어지면서 의사소통 능력이 떨어지고, 말이 짧아지고, 말을 잘 못하게 됩니다.

알츠하이머치매의 경도인지장애처럼 전두측두엽치매는 비기억형 경도인지장애인 경도행동장애라는 기간을 거치게 됩니다. 기억력이 비교적 온전한 치매도 있습니다.

레비소체/파킨슨병치매

레비소체치매와 파킨슨병치매는 진행하면서 알파시누클레인이라는 비정상적 단백질 덩어리가 발생합니다. 65세 이상 발병 퇴행성치매 중 알츠하이머치매 다음으로 많습니다.

피질 쪽이 먼저 병들어 치매가 먼저 생기고, 기저핵과 흑질이 나빠지면서 파킨슨 증상이 나중에 생기면 레비소체치매라 합니다. 반면에 흑질이 손상되어 파킨슨병이 먼저 생기고 뇌 피질 쪽으로 진행하여 치매 증상이 나중에 생기면 파킨슨병치매라 합니다.

70대 후반의 K 씨는 섬망, 망상, 환각이 심하고 당신 집으로 간다고 자꾸 밖으로 나가려 하고 불면이 심합니다. 좌우 경동맥이 반 이상 막혔으며, 고혈압 고지혈증 등으로 항 혈전약도 복용한 지 오래되었습니다. 거동이 불편하고 잘 넘어지기도 합니다. 모 대학병원에서 레비소체치매로 진단받고 치료 중이었는데, 의식과 증상의 기복이 심한 병이라 치료 효과를 평가하기도 쉽지 않습니다. 그렇게 많이 나빠진 상태로 오셔서 뇌세포재활치료 효과를 판단하기 어려웠습니다. 뇌세포재활치료는 치료 대상 뇌세포가 많이 남아 있을 때 효과가 큽니다.

레비소체치매는 뚜렷한 환시가 잘 나타나고, 잘 놀랩니다. 또한 자율신경실조증으로 혈압과 의식 수준의 기복이 심합니다. 기억력은 병이 진행하면서 떨어집니다. 복잡하고 괴상한 망상도 잘 생깁니다. 사건 수면인 렘수면행동장애로 옆에 자는 사람을 차거나 때려서 다치게도 합니다. 항 정신성 약물이 도파민을 억압하여 부작용이 극단적으로 크게 나타날 수 있습니다.

파킨슨병치매는 집중력, 기억력, 시 공간 능력, 공간 구성 능력, 기획력에 문제가 있으며, 특히 기획 기능의 문제가 일찍 심하게 나타납니다. 정신 증상, 즉 환각과 망상은 레비소체치매보다 덜 심합니다. 파킨슨병치매에서 자세 불안정, 보행 불안정이 흔하고, 운동 기능이 매우 빠르게 나빠지며, 치매가 되기 전 파킨슨병일 때보다 낙상이 잘 발생합니다.

레비소체치매와 파킨슨병치매가 생기기 오래전부터 냄새를 잘 맡지 못하고, 하지불안증후군, 렘 수면장애, 낮잠이 심해질 수 있습니다. 치매가 되면 환각이 뚜렷하게 나타나고, 자율신경실조증으로 진땀을 흘리거나 혈압의 변동과 각성의 기복이 심하며, 빛을 두려워할 수도 있습니다.

파킨슨병치매를 치료할 경우 파킨슨병 증상은 크게 호전되지 않고, 치매 증상과 몸이 아픈 증상은 많이 개선됩니다.

단순건망증이 늘면 치매예방 노력을 적극적으로 해야 합니다.
주관적인지장애가 되면
뇌세포재활치료를 정기적으로 받아야 합니다.
경도인지장애가 되면 뇌세포재활치료를 계속해야 합니다.
치매가 되어도 중기까지는
뇌세포재활치료를 계속 받게 하는 것이 좋습니다.

3.
치매를 이기는 방법
(Solution)

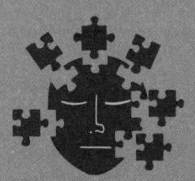

치매예방

뇌를 좋아지게 하려면 시냅스를 발달시키는 뇌 운동이 중요합니다. 뇌세포는 거의 재생이 되지 않아 근본적 치료는 불가능합니다. 따라서 차선으로 뇌세포재활치료로 뇌세포의 활력을 회복시켜야 합니다. 뇌세포의 활력이 떨어지면 시냅스도 빠르게 도태하기 때문입니다.

정상 노화 열차로 빨리 바꿔 타야!

많은 사람이 치매나 암을 비롯한 만성질환을 앓으며 오래 살아야 할지도 모르는 세상이 되었습니다. 노화 속도가 빠르면 일찍 치매가 되어 오랫동안 본인의 비참함은 물론 가족에게 큰 고통을 줄 수 있습니다. 이를 피하기 위해서는 노화 속도를 줄일 수 있는 만큼 최대한 줄여야 합니다. 이상적으로 줄일 수 있는 노화 과정을 '정상 노화 열차'라 하겠습니다.

"긴병에 효자 없다!"라는 말이 있죠. 긴병으로 효자가 될 수 없는 것은 어쩔 수 없는 안타까운 현실입니다. 긴 병의 책임은 자식이 아닌, 본인에게 있습니다. 자식을 불효자로 만들지 않기 위해 '정상 노화 열차'로 빨리 바꾸어 타야 합니다.

나이 들수록 노화 속도가 빨라지고, 노화가 빨라지면 세월이 빠르다고 느끼게 됩니다. 지난 10년간 늙는 만큼만 늙는 것이 아니고, 앞으로 10년은 몇 배나 더 빠른 속도로 늙게 됩니다. 노화 자체가 가속도가 붙으면서 빨라지기 때문입니다. 빨라지는 노화 속도보다 더 빠르게 노화되는 경우를 가속 노화라 합니다.

속도가 빨라질수록 노화 속도를 늦추기 힘들게 됩니다. 속도가 붙기 전에 즉 조금이라도 더 젊었을 때 정상 노화 열차로 갈아타야 합니다. 정상 노화 열차는 좋은 생활 습관으로 느리게 노화하는 과정입니다. 노화로 가는 정상 열차를 탔든, 나쁜 생활 습관으로 빨리 노화가 진행하는 가속 열차를 탔든, 젊었을 때는 노화의 속도 차이가 크지 않습니다. 나쁘게 생활해도 처음 한동안은 차이를 잘 모를 수 있기 때문입니다.

그러나 노화의 가속 열차를 타면 속도감이 느껴지는 나이가 빨라집니다. 비교적 젊은 나이에 눈에 보이는 노화가 찾아올 뿐만 아니라, 이후로는 걷잡을 수 없을 정도로 노화가 빨라집니다. 노화되는 속도가 빨라지면 노화의 속도를 줄이기 어렵습니다. 특히 치매는 나빠지는 속도를 늦추기 쉽지 않습니다. 치매가 되기 오래전에, 정상 노화 열차로 갈아탈수록 치매로 가는 진행 속도를 늦출 수 있습니다. 치매가 되는 나이를 뒤로 옮길 수도 있고 치매가 되지 않을 수도 있습니다.

치매는 대체로 정상에서 단순건망증이 생기고 주관적인지장애를 거쳐 경도인지장애가 되고 치매로 진행합니다. 이런 변화는 점점 빨라집니다. 비유하자면, 노화의 속도는 정상이거나 단순건망증이 생기는 단계에서는 도보 수준이고, 주관적인지장애는 자전거 속도가 되고, 경도인지장애는 자동차의 속도가 되고, 치매가 되면 비행기의 속도로 빠르게 나빠집니다. 이 점을 잘 이해해야 합니다.

치매가 되기 전 경도인지장애일 때 속도를 줄이려고 노력해도 쉽지 않습니다. 이미 속도가 눈에 띄게 빨라졌기 때문입니다. 물론 치매가 되었을 때보다는 낫지만 말입니다. 경도인지장애의 기간은 6년에서 10년으로 평균 8년 정도입니다. 혈관치매를 제외하면 이보다 더 짧습니다. 그러나 이런 이론적인 것과 달리 기억력이 많이 떨어졌다고 가족이 느끼기 시작하고부터 2~3년 안에 치매가 되는 경우가 많습니다. 그전에는 기억력이 떨어져 실수해도 나이 탓이라고 잘못 생각하기 때문이죠. 환자 자신도 경도인지장애나 치매가 되면 누구와도 의논하지 않고 심지어 가족이 알까 봐 숨기기도 합니다.

때로는 의논해야 한다고 생각하지 못하거나 생각은 들어도 실행하지 못합니다. 사고력, 판단력, 실행력이 떨어져 우유부단해지기 때문입니다. 예방치료의 중요한 시기를 놓치고 치매가 '난치병'이 되게 하는 이유 중 하나입니다.

치매의 전전 단계이자 경도인지장애의 바로 전 단계를 주관적인지장애라 합니다. 주관적인지장애는 주관적인 만큼 객관적이지 않습니다. 이런 이유로 주관적인지장애의 기간을 객관적으로 이야기하기 어렵습니다. 주관적인지장애가 생기면 치매예방 노력을 적극적으로 시작해야 합니다. 치매예방치료의 도움도 받아야 합니다.

치매예방 14가지 방법

치매를 예방하는 데 있어 어떤 것을 주의하며 살아야 하는지를 알려 주는 좋은 지침이 있습니다. 유명한 의학잡지인 란셋의 위원회가 2024년 7월 31일 게시한 '치매예방, 개입 및 치료'라는 보고서입니다.

생애의 각 단계에서 수정 가능한 위험 요인 14가지를 해결함으로써 치매 발병을 약 45%는 예방할 수 있다고 합니다. 아직 밝혀지지 않은 것도 많기에, 적극적인 치매예방 노력으로 치매가 될 가능성을 알려진 45%보다 더 많이 줄일 수 있습니다.

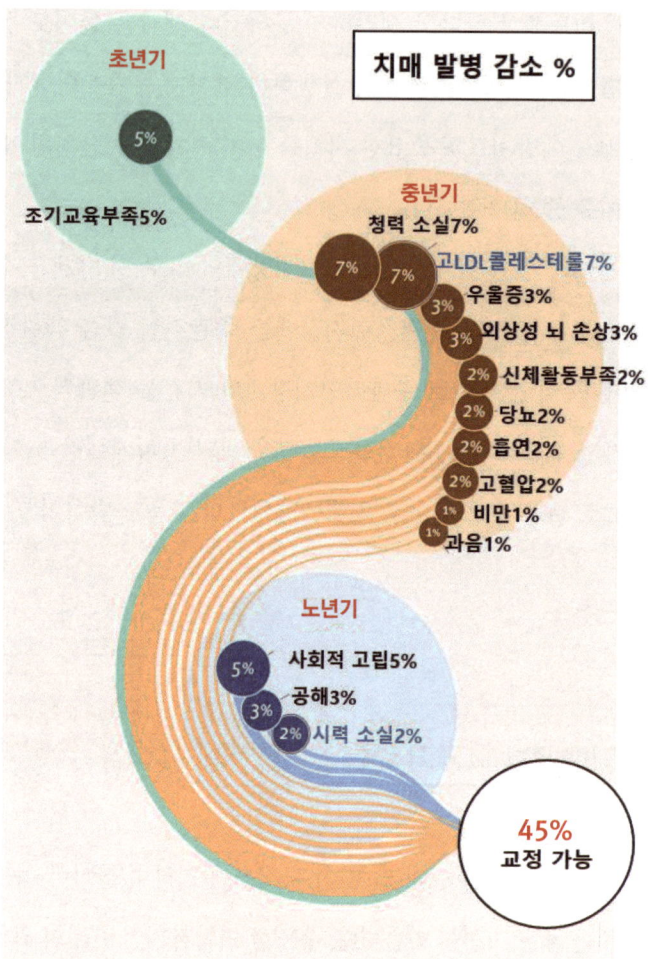

〈그림 3-1〉 치매 발병 위험 요인

치매 예방, 개입 및 치료에 대한 LANCET 상임 위원회의 2024년 업데이터에는 두 가지 새로운 위험 요소(높은 LDL 콜레스테롤 및 시력 상실)가 추가되었으며 전 세계 치매 사례의 거의 절반이 14가지 수정 가능한 위험 요소를 해결함으로써 예방 또는 지연될 수 있다고 지적합니다

- 그림은 2024년 7월 31일 란셋 위원회가 게시한 수정 가능한 치매 발병 위험 요소를 바탕으로 우리말로 바꾸었습니다.(밑그림 및 내용 출처 THE LANCET, 07/31/2024)
- 파란색은 2024년에 새로 추가된 내용입니다.

〈그림 3-1〉을 보면 초년기의 조기교육이 5%, 중년기부터는 청력 소실 7%, 고 LDL 콜레스테롤 혈증 7%, 우울증 3%, 외상성 뇌 손상 3%, 신체적 활동 부족 2%, 당뇨병 2%, 흡연 2%, 고혈압 2%, 비만 1%, 과음 1%이며, 노년기부터는 사회적 고립 5%, 공해 3%, 시력 소실 2%로 나타났습니다.

치매예방은 암이나 심혈관질환은 물론 많은 질병을 예방하는 방법도 됩니다. 건강해지는 방법이며 '누가백활'로 가는 기본 조건입니다. 누가백활은 '누구의 도움 없이, 가족과 함께하며, 백세까지 빛나게, 활동하는 인생을'이라는 삶의 이정표입니다.

치매예방 방법을 다른 시각으로 풀어 볼 수 있습니다. 머리를 건강하게 하는 다섯 가지 원칙에 맞게 사는 방법이 치매예방법이 됩니다.

치매를 예방하는 5가지 원칙

치매를 예방하는 5가지 원칙은 첫째, 머리의 혈액순환이 잘 되게 하고, 둘째, 머리를 열심히 사용하여 뇌 운동이 되게 하고, 셋째, 머리를 충분히 정리해 주고, 넷째, 머리를 다치지 않게 하고, 다섯째, 좋은 잠재의식을 키우는 것입니다.

첫째, 혈액순환이 잘 되어야 합니다.

머리의 혈액순환이 잘 안 되면 어떻게 될까요? 뇌세포가 골골해지거나 죽게 되겠죠. 뇌세포에는 적절한 산소와 영양분 등이 필요하며, 활동으로 생긴 탄산가스의 배출, 항산화제에 의한 활성산소의 해독, 대사 찌꺼기의 제거를 잘해야 합니다. 좋은 혈액순환은 뇌 건강의 기본입니다.

동맥경화증으로 혈관의 탄력이 떨어지고 혈관의 구멍이 좁아지면서 혈액이 잘 통하지 않게 됩니다. 혈관 내벽이 찢어져 피 떡이 생기거나 심장이 잘 박동하지 못해도 혈액이 부족해질 수 있습니다. 뇌의 혈액순환장애를 일으키는 심혈관질환이 많아졌습니다.

서구식 식단의 영향과 과식 그리고 신체적 활동의 부족으로 영양분이 남아돕니다. 과도한 스트레스도 인슐린 저항성을 악화시키고, 만성 미세염증을 유발합니다. 이런 나쁜 식습관, 신체적 활동 부족, 스트레스 등으로 비만, 고지혈증, 당뇨, 동맥경화증, 고혈압 등의 대사증후군이 잘 생기면서 뇌졸중과 치매와 심근경색을 비롯한 심혈관질환이 잘 생깁니다.

혈액순환장애는 뇌졸중은 물론 혈관치매의 원인이 되고 알츠하이머치매와 같은 퇴행성치매의 발병 원인으로도 작용합니다. 혈액순환장애가 알츠하이머치매의 원인이 되는 이유는 베타아밀로이드가 잘 제거되지 않기 때문이며, 모세혈관 순환장애로 뇌를 빨리 약하게 만들 수 있기 때문입니다.

혈액순환이 잘 되게 하려면 고지혈증을 비롯한 대사증후군을 관리하고, 호모시스테인 혈증과 미세염증을 개선하고, 혈전을 방지해야 합니다. 또한 좋은 식단으로 과식하지 않아야 합니다. 운동이나 걷는 것을 비롯해 자주 움직이는 것도 혈액순환을 개선합니다. 저산소증을 일으키는 수면 무호흡도 개선해야 합니다. 먼저 체중을 줄여야 합니다.

심혈관질환에 좋은 지중해 식단과 고혈압에 좋은 DASH 식단의 장점을 합한 MIND식단이 치매예방에 좋은 것으로 알려져 있습니다. 우리의 소박한 전통 식단인 할머니 식단도 심혈관질환 예방에 좋습니다.

둘째, 머리를 열심히 사용해야 합니다.

머리는 사용할수록 건강해지고 사용하지 않으면 약해집니다. 그래서 '뇌 운동'이라 합니다. 눈 감고도 할 수 있는 것은 뇌 운동이 되지 않습니다. 신경 써야 하고 불편한 일이 뇌 운동이 됩니다.

쓰고, 읽고, 요약하고, 남과 토론하는 것도 좋습니다. 새로운 것을 배우거나 늘 해 오던 방법이 아닌 다른 방법으로 하거나 불편한 것을 해결하거나 기억하려고 노력하는 것이 좋습니다. 다양한 취미 생활과 사회활동을 하는 것도 뇌 운동이 됩니다.

머리를 효과적으로 잘 사용하려면, 즉 뇌 운동을 효과적으로 하려면 운동이나 춤을 추는 것이 좋습니다. 운동을 하거나 춤을 추기 위해서는 공부할 때보다도 더 많은 뇌세포가 일해야 합니다. 뇌를 효과적으로 자극하는 방법이 됩니다.

이런 뇌 운동도 뇌가 나빠질수록 효과가 떨어집니다. 빨리 시작할수록 좋습니다. 좀비 뇌세포는 뇌 운동에도 반응을 보이지 않기 때문입니다. 치매가 되고 나서 노력하는 것보다 치매가 되기 전에 하는 뇌 운동이 훨씬 더 좋습니다.

셋째, 머리를 충분히 쉬게 해야 합니다.

열심히 살면 뇌도 건강해집니다. 다만 너무 열심히 살면 활성산소와 베타아밀로이드와 같은 독소와 찌꺼기가 많이 생깁니다. 활성산소를 해독하기 위해 여러 가지 항산화제를 먹는 것이 도움이 됩니다. 항산화제는 색소가 풍부한 채소와 과일에 많습니다.

그러나 더 중요한 것은 쉬어야 할 때는 쉬고, 잘 때는 충분히 잘 자는 것입니다. 활성산소와 독소가 덜 발생할 뿐만 아니라 자는 동안 이런 물질이 많이 제거되기 때문입니다. 잘 자면 독성 물질의 제거는 물론 머리의 전기적 흥분과 기억이 정리되고 머리가 좋아집니다.

잘 쉬는 것도 중요합니다. 잠잘 때 정리되는 뇌의 전기적 흥분도 있지만, 잘 쉴 때 정리되는 뇌의 전기적 흥분도 있습니다. 잘 쉬지 못하면 전기적 흥분이 엉켜 깊은 잠으로 빠지기 어렵습니다. 깊은 수면으로 들지 못하면 기억과 전기적 흥분이 정리되지 못하고 뇌 피로의 원인이 됩니다.

란셋 위원회의 발표에 따르면 충분한 수면과 휴식이 치매예방에 직접적인 영향을 미친다는 내용은 없습니다. 그러나 수면과 휴식이 부족하면 간접적으로 스트레스가 많아지고 이로 인해 미치는 영향은 큽니다.

넷째, 머리를 다치지 않게 해야 합니다.

머리를 가꾸는 것보다 머리를 다치지 않게 하는 것이 더 중요합니다. 머리를 화학물질에 의한 손상과 물리적 손상과 정신적 손상으로부터 예방해야 합니다.

과음, 흡연, 공해, 일부 약물, 뇌의 만성 염증이나 뇌세포의 포도당 흡수 장애는 뇌를 약하게 만듭니다. 마취제와 같은 일부 약물과 화학약품도 부담을 주는 경우가 있습니다. 특히 방부제, 제초제, 일부 농약, 식품 첨가제, 유독 물질, 최종 당화 산물, 과도한 활성산소 등이 뇌 손상을 일으킬 수 있습니다.

낙상이나 교통사고로 뇌를 다칠 수 있습니다. 복싱처럼 자주 충격을 받아도 좋지 않습니다. 당장 표가 날 수도 있지만 오랜 세월이 지난 뒤에 나타나기도 합니다. 정신을 잃을 정도로 다치면 회복 후에라도 뇌세포재활치료를 하는 것이 좋습니다.

정신적 학대를 비롯한 정신적 충격도 뇌를 다치게 합니다.

다섯째, 잠재의식이 건강해야 합니다.

살아가는 데 운도 중요합니다. 운이 좋으면 같은 노력을 해도 문제가 술술 잘 풀리고, 운이 나쁘면 노력해도 일이 꼬이기 쉽죠.

운은 잠재의식의 창조물입니다. 잠재의식은 나의 본질이자 나의 주인공입니다. 내가 생각하고, 행동하고, 느끼는 모든 것의 원동력이자 결과물입니다. 잠재의식은 계속 바뀝니다. 내가 간절하게 생각하고 믿으면 잠재의식에 빠르게 자리하게 됩니다. 잠재의식이 생각을 내보냅니다. 성공할 생각, 건강할 생각이 무의식적 행동으로 나타나고 현실이 되는 것이 운입니다.

'누가백활' 하겠다고 생각하고 믿을 때 나의 잠재의식이 됩니다. '건강백세', '똘똘백세'를 누리겠다는 생각과 할 수 있다는 믿음이 중요합니다. 생각과 믿음이 잠재의식이 되고 거기에 따른 무의식적 행동이 누적되어 치매예방에 도움이 됩니다.

이런 원칙을 실현하는 치매예방 방법은 첫째, 잘 먹고 잘 싸고 둘째, 정신적으로 신체적으로 열심히 잘살고 셋째, 충분히 잘 쉬고 잘 자고 넷째, 머리를 잘 보호하고 다섯째, 누가백활 하겠다고 생각하면서 사는 것입니다.

좋은 식단

"나는 내가 무엇을 먹는가이다!" 히포크라테스가 한 말을 직역

해 봤습니다. 먹는 것에 따라 건강할 수도, 질병에 걸릴 수도 있습니다. 또 다른 유명한 말로 "음식으로 못 고치는 병은 약으로도 고칠 수 없다!"가 있습니다. 치매예방과 치매의 진행을 늦추기 위해서도 음식을 올바르게 먹는 것이 중요합니다. 치매예방에 좋은 식단으로 지중해 식단, DASH 식단, NIND 식단이 있으며, 우리의 소박한 전통 식단인 할머니 식단도 있습니다.

◈ 지중해 식단

지중해 식단은 심혈관질환이 예방되는 음식입니다. 탄수화물은 혈당지수가 낮은 통곡물 위주로 먹습니다. 지방은 포화지방, 트랜스 지방, 튀긴 음식, 가공 음식을 줄이고 대신 올리브기름과 생선과 견과류로 좋은 지방을 섭취합니다. 단백질은 주로 콩류, 견과류, 생선에서 얻으며, 붉은 고기보다는 생선, 계란, 가금류를 선호합니다. 그리고 항산화제가 풍부한 각종 채소와 과일을 충분히 먹습니다. 가족과 함께 천천히 즐기는 식사이며, 생활의 여유를 중시합니다.

◈ DASH 식단

DASH 식단은 고혈압에 좋은 식단으로 지중해 식단과 비슷하나 소금과 포화지방과 트랜스 지방을 조금 더 적게 먹습니다. 이외에 칼륨, 칼슘, 마그네슘과 같은 미네랄과 섬유질과 단백질이 풍부한 식단입니다.

◆ MIND 식단

MIND 식단은 지중해식 식단과 DASH 식단의 장점을 살린 식단으로 치매예방에 좋습니다. 열 가지는 권하고 다섯 가지는 금하는 10권 5금 음식이 있습니다. 권하는 음식은 통곡물과 같은 당지수가 낮은 음식, 녹색 잎채소와 다양한 채소와 베리와 같은 항산화제와 섬유질, 비타민, 미네랄이 풍부한 음식, 올리브기름과 견과류와 생선을 비롯한 좋은 기름 그리고 콩, 생선, 가금류를 등의 단백질과 1잔 정도의 레드와인입니다. 금하는 음식은 페이스트리와 과자와 같은 단순 당, 붉은 고기와 버터나 마가린과 치즈 같은 포화지방산, 가공 음식과 같은 트랜스 지방을 제한하는 식단입니다.

◆ K 할머니 식단

이런 식단보다 더 좋은 식단이 우리의 소박한 전통 식단인 할머니 식단입니다. 개선해야 할 점은 네 가지입니다. 먼저, 탄수화물을 줄여야 합니다. 둘째, 콩을 비롯한 잡곡으로 단백질을 늘려야 합니다. 셋째, 올리브유, 코코넛유, 견과류, 생선 등으로 좋은 기름을 늘려야 합니다. 넷째, 필수아미노산 보충을 위해 생선은 자주, 닭 오리 같은 가금류는 가끔, 육 고기는 아주 가끔 먹는 것이 좋습니다.

◆ 비빔밥

K 할머니 식단의 대표 메뉴가 비빔밥입니다. 비빔밥은 밥을 좀 적게 넣고 각종 채소와 달걀 한 개 그리고 소고기 고명과 들기름 각각 한 숟가락이 기본입니다. 여기에 두부를 조금 넣고, 생선조림과 김치를 곁들여 먹으면 더 좋습니다. 비빔밥을 비비지 않고 먹는 것도 좋습니다. 비빔밥은 각각의 재료가 어우러져 만들어 내는 맛의 오케스트라입니다.

좋은 뇌 운동

란셋 위원회가 발표한 14가지 방법은 혈액순환 12%, 뇌 운동 24%, 뇌 손상 9%로 요약할 수 있습니다. 가장 중요한 것은 뇌 운동입니다. 뇌 운동은 주로 정신적 뇌 자극이 21%를 차지합니다. 신체적 활동도 뇌 운동의 하나로, 직접적인 영향은 3%입니다.

혈액순환은 주로 먹는 것과 관련 있습니다. 뇌 운동은 신체적으로나 정신적으로나 열심히 사는 것입니다. 엉덩이가 가벼워야 하고, 노동하거나 운동해야 합니다. 정신적으로는 넋을 쥐고, 꿈을 꾸고, 도전하면서 살아야 합니다. 새로운 것에 도전하고, 불편한 것을 개선하고, 사회적으로 소통하면서 살아야 합니다. 육체적으로도 정신적으로도 열심히 사는 것이 뇌를 자극하는 '뇌 운동'이 됩니다.

머리는 사용할수록 발달하고, 사용하지 않으면 도태합니다. 다만 과유불급으로 스트레스가 심하게 되면 오히려 뇌가 빨리 나빠집니다. 뇌는 새로운 것을 좋아합니다. 또한 적당한 스트레스는 뇌를 자극하는 뇌 운동이 됩니다.

머리는 인지 예비능부터 떨어지기 시작하여, 처음 한동안은 머리가 나빠지는 것을 잘 모를 수 있습니다. 인지 예비능을 자주 사용해야 예비능이 오래 유지됩니다. 예비능은 평소보다 어렵고, 힘들고, 복잡하고, 다양한 생각이나 일을 할 때 사용되는 머리입니다.

일상생활이 느슨하면 예비능을 쓰지 않게 됩니다. 일상생활에 용을 쓸 때가 있어야 합니다. 운동으로 빠르게 오래 걷고, 적당하게 뛰고, 잠깐 전력 질주를 하는 것이 좋은 것처럼 생각하면서 일하고, 중간에 생각을 집중하여 복잡한 일을 잠깐씩 하고, 초집중하여 아주 복잡한 일을 가끔씩 하는 것이 좋습니다.

이러는 방법으로 외국어 배우기, 독서와 요약 정리, 명상, 바둑, 시청각 자극에 대한 회상, 퍼즐을 푸는 것, 바둑, 카드 놀이, 고스톱과 같은 머리를 쓰는 취미 생활, 오른손잡이가 왼손을 사용하는 것, 새로운 길을 개척하는 것, 많은 사람을 만나는 것 등이 뇌 운동이 됩니다.

신체적 활동도 뇌 운동이 됩니다. 그러나 편한 세상이 되었습니다. 좋은 게 있으면 나쁜 것이 따라옵니다. 자동차가 생겨 걷지 않고, 기계의 발달로 육체적 노동이 줄어들었습니다. 편해진 이면에 근골격이 약해졌습니다. 이외에도 많은 건강 문제가 생겼습니다.

편리해진 덕분에 육체적 움직임과 운동이 그 어느 때보다 필요한 세상이 되었습니다. 여기에 넘쳐나는 먹거리로 비만을 비롯한 대사증후군으로 심혈관질환이 문제가 되고 있습니다. 여기에 장누수증후군과 만성 미세염증까지 겹치면서 치매와 암도 가파르게 증가하고 있습니다.

운동이 치매에 좋은 이유는 첫째, 뇌를 효과적으로 자극합니다. 둘째, 혈액순환이 좋아집니다. 셋째, 근육을 움직이면 BDNF(Brain Derived Neurotrophic Factor)라는 뇌유래신경영양인자를 비롯한 많은 종류의 생리활성물질인 마이오카인이 근육에서 분비됩니다. 뇌에서도 BDNF가 분비되어 뇌를 회복시킵니다.

유산소운동을 하면 많은 종류의 마이오카인이 분비되지만, 격렬한 운동으로 증가하는 것도, 오래 운동할수록 많이 분비되는 마이오카인도 있습니다. 이런 이유로 유산소운동을 기본으로 하고, 중간에 숨찬 운동을 포함하여 적어도 30분 이상 하는 것이 좋습니다.

신체적 활동 부족의 직접적 원인이 2%밖에 되지 않지만, 간접적 영향이 큽니다. 중년기부터의 고LDL 콜레스테롤혈증 7%, 우울증 3%, 당뇨 2%, 고혈압 2%, 비만 1%와 노년기의 사회적 고립 5%로 간접적 원인이 20% 정도나 됩니다.

유산소운동을 매일 꾸준히 오래하는 것이 좋으며, 중간에 숨찬 운동을 조금씩 겸하는 것이 좋습니다. 편하게 걷는 것은 1시간 정도, 빨리 걷는 것은 30분 정도, 조금 격한 운동은 15분 정도 하는 것이 좋습니다.

한 시간 정도를 걸으면서, 중간에 빨리 걷기도 하고, 숨이 찰 정도로 뛰어보는 것이 좋습니다, 오래 운동할 때 나오는 마이오카인과 극렬하게 운동할 때 분비되는 마이오카인의 종류가 다르지만, 이렇게 하면 운동 기간 내내 열이 나고 땀이 나는 효과가 있습니다.

운동하는 것도 중요하지만 앉아서 생활하는 경우 중간 중간 자주 일어나고 움직이는 것이 좋습니다. 바로 엉덩이가 가벼운 것이 좋습니다. 아침에 30분 이상 뛰거나 운동을 열심히 하고 난 후 온종일 앉아서 생활하기보다는 오히려 운동을 못하더라도 서서 일하는 것이 좋습니다. 또한 저녁에 심한 운동을 하면 각성이 심해져 수면에 방해가 되고 생체리듬을 파괴하여 좋지 않습니다.

자주 움직이고 활동적으로 사는 것이 운동만 하는 것보다 더 좋습니다. 반면에 과도한 운동은 오히려 해가 됩니다.

치료

　치매 치료는 신경가소성을 이용하기 위해 뇌 운동을 열심히 해야 하고, 인지기능을 도와주는 인지기능개선제나 세포의 흥분을 줄여주는 약을 사용하거나 성격과 행동 장애를 조절하는 약을 사용하기도 합니다. 이런 치료도 뇌세포가 남아 있는 정도에 영향을 많이 받습니다.

신경가소성 치료

　신경가소성을 이용하는 치료도 치매가 되기 전에 시작할수록 좋습니다. 신경가소성은 뇌가 구조적으로도 기능적으로도 변하는 능력을 말합니다. 가소성이 있어 새로운 환경에 적응하고 살아갈 수 있습니다. 치매예방 노력은 가소성이 있어 가능합니다.

가소성은 자극에 대한 적응 반응입니다. 자극을 받거나 사용한 부위는 발달하고, 자극받지 못했거나 사용하지 않는 부위는 약해지게 됩니다. 가소성으로 뇌는 매 순간 미세하게 바뀌며, 그래서 새로운 기억이 만들어지거나 기억이 사라지는 것이 가능합니다.

뇌졸중이나 뇌 손상 후 운동이나 육체적 움직임을 통한 재활치료도 가소성을 바탕으로 합니다. 인지 자극으로 뇌의 인지기능을 어느 정도 호전시킬 수 있는 것도 가소성 덕분입니다. 가소성은 활력이 남아 있는 뇌세포에서 일어나며, 좀비 뇌세포는 가소성이 없습니다.

운동과 육체적 활동 그리고 정신적 활동 같은 인지 자극으로 시냅스를 발달시킬 수 있습니다. 발달한 시냅스는 천천히 약해지게 됩니다. 시냅스를 발달시켜 두면 치매를 예방할 수 있습니다. 따라서 다양한 자극으로 많은 시냅스를 발달시켜야 합니다.

정신적으로 육체적으로 열심히 살면 시냅스가 튼튼해져 치매가 쉽게 되지 않습니다. 바로 누가백활을 목표로 열심히 살아야 합니다.

인지기능개선제

　전원을 연결하면 TV가 켜지는 스위치처럼 신경과 신경 사이의 전기적 흐름을 연결해 주는 구조가 시냅스입니다. 스위치를 올려주는 힘에 해당하는 것이 신경전달물질입니다. 신경전달물질이 분비되면 스위치가 연결되고, 신경전달물질이 사라지면 스위치가 꺼집니다.

　뇌는 머리를 쓸 때 시냅스를 연결하고, 쉴 때는 시냅스의 연결이 끊어집니다. 바로 신경전달물질을 부수거나 회수해서 시냅스의 연결을 끊습니다. 신경전달물질을 부수는 효소를 방해하면 시냅스 안에 신경전달물질이 계속 남아 있게 됩니다. 새로 신경전달물질을 약하게 분비해도 시냅스가 연결됩니다. 이런 신경전달물질을 부수는 효소의 기능을 방해하는 물질이 인지기능개선제입니다.

　신경전달물질의 종류가 많습니다. 인지기능을 발휘하는 뉴런의 시냅스에서는 주로 아세틸콜린이라는 신경전달물질이 분비됩니다. 아세틸콜린이 분비되어 다음 신경으로 자극을 전달하고 아세틸콜린에스테라제라는 분해 효소에 의해 부서집니다.

　치매가 되면 뉴런과 시냅스가 많이 줄어들고 약해집니다. 그뿐만 아니라 아세틸콜린도 부족해집니다. 이런 아세틸콜린을 분해하는 효소인 아세틸콜린 에스테라제를 억제하면 아세틸콜린이 시냅스에 많이 부족해지지 않아서 자극을 전달하기가 쉬워집니다. 자극이 전달되면서 인지기능이 조금 개선됩니다. 이런 이유로 인지기능개선제라 합니다.

인지기능개선제의 종류

인지기능개선제에는 도네페질(상품면;아리셉트)과 리바스티그민(상품명;액셀론)이 있고, 아세틸콜린 재흡수를 방해하는 갈란타민(상품면:레미닐)이 있습니다. 이와 달리 신경원 세포의 글루타메이트에 의한 과다 흥분을 방지하고 세포 사멸이 덜 일어나게 하여 인지기능을 개선시키는 NMDA(N-Methyl-D-Aspartate) 수용체 길항제라는 메만틴(상품명; 에빅사)이 있습니다.

아세틸콜린은 교감신경과 부교감신경의 절전 신경(시냅스 전 신경)과 부교감신경의 절후 신경(시냅스 후 신경)과 소화기 내장신경과 신경 근육 접합부 등 많은 곳에서 분비됩니다. 수용체가 조금씩 다르긴 하지만 영향을 받습니다. 이런 부위의 아세틸콜린 작용이 강해지는 부작용이 생길 수 있습니다. 특히 소화기가 예민하여 오심, 구토, 복통, 소화 장애 등의 부작용이 생기기 쉽습니다.

일반적으로 인지기능개선제는 3년쯤 사용하면 내성이 증가하여 용량을 증량합니다. 내성이 생겼을 수도 있지만, 오히려 인지기능개선제가 작용할 수 있는 뇌세포가 줄어들어 효과가 떨어집니다. 이런 경우 약을 증량해도 효과가 없습니다.

이런 인지기능개선제는 주로 알츠하이머치매를 대상으로 사용하는 약물이지만, 혈관치매에도 사용이 가능합니다. 레비소체/파킨슨병치매에는 주로 리바스티그민이 좋으며, 항정신병 약물은 도파민의 작용을 떨어뜨리므로 가능하면 피하는 것이 좋습니다. 전두측두엽치매는 인지기능개선제를 오히려 사용하지 않는 것이 좋을 수 있습니다.

그리고 환각이나 망상 같은 정신행동 문제에 대한 비정형 항정신병 약물과 우울증과 불면에 대한 세로토닌 재흡수 억제제와 같은 항우울제와 수면 개선 약물을 사용할 수 있습니다.

새로운 약물

◆ 베타아밀로이드 플라크 제거제

치매예방 주사에 대한 기대는 큽니다만, 안전한 베타아밀로이드 플리크 제거제가 개발되어도 이미 약해진 뇌를 회복시키는 것은 다른 문제입니다. 낡은 집 마당에 쌓인 쓰레기를 치운다고 집이 튼튼해지거나 벽이 튼튼해질 수 없는 것과 흡사합니다.

베타아밀로이드는 세포막이라는 벽에서 떨어져 나온 찌꺼기입니다. 벽을 튼튼하게 하는 약이 아닙니다. 뇌세포가 약해지는 원인 하나를 치료하는 불완전한 약일 뿐입니다. 약해진 집을 쓸 만한 집으로 고치려면 손 볼 곳이 많습니다. 여러 가지 한약으로 약해진 여러 곳을 보하는 치료가 제격입니다.

파상풍을 예방하기 위해서는 파상풍 항원으로 예방 주사를 맞습니다. 이미 들어온 파상풍균을 없애기 위해서는 파상풍 항체를 주사로 항체 주사는 치료약이지, 예방하는 약이 아닙니다. 이미 쌓여 있는 베타아밀로이드를 일시적으로 없앨 수는 있어도, 새로 생기지 못하게 할 수는 없습니다. 이런 이유로 경도인지장애나 알츠하이머 치매 초기에 사용합니다.

더구나 혈관이 약해지면서 뇌부종과 뇌출혈이라는 부작용이 심각하게 나타날 수 있습니다. 안전한 약도, 완전한 약도, 비용이 적게 드는 약도 아닙니다.

이런 약물로 Aducanumab(상품명; aduhelm)과 Lecanemab(상품명; Leqembi)이 있습니다. 이런 베타아밀로이드에 대한 항체 물질은 항체를 만드는 예방 주사가 아닙니다. 베타아밀로이드를 없애는 일회용 항독소 치료제라고 봐야 합니다.

많은 문제가 있습니다. 첫째, 만들어진 베타아밀로이드는 없앨 수 있지만, 앞으로 생기는 베타아밀로이드를 없애는 예방효과는 없습니다. 둘째, 베타아밀로이드를 없애도 나빠진 뇌를 회복시키는 효과는 거의 없습니다. 셋째, 뇌부종과 뇌출혈이라는 심각한 부작용 발생 빈도가 거의 30% 이상 발생하는 문제점이 있습니다. 넷째, 여러 번 주사를 맞아야 하고 너무 고가라는 문제가 있습니다.

◆ 신경섬유 엉김을 방지하는 약

신경섬유 엉김을 방지하는 약의 개발은 더 어렵습니다. 뇌세포 안으로 항체인 단백질이 들어가지 않기 때문에 항체를 개발해도 효과가 없습니다. 과인산화된 타우 단백이 생기지 않게 하려면 뇌세포의 활력을 떨어뜨려야 가능합니다. 활력을 떨어뜨리면 뇌 기능이 더 나빠지므로 치료약으로는 불가능합니다.

이런 이유로 치매 치료에 대한 패러다임이 바뀌어야 합니다. 첫 번째, 뇌 가소성을 이용한 치료인 생활 습관을 철저히 개선해야 합니다. 두 번째, 좀비 뇌세포가 생기기 전에 주관적인지장애일 때부터 뇌세포재활치료를 시작해야 합니다. 세 번째, 하나의 치료로 불가능하며, 약해진 많은 부분을 보하는 한약으로 접근해야 합니다.

치매 치료는 치매를 일으키는 선행 원인이 수없이 많기에 이들을 보강하는 뇌세포재활치료가 답입니다. 베타아밀로이드와 같은 중요한 원인 하나(one major target)를 치료하는 방법으로는 불가능합니다. 치매 치료에 대한 패러다임이 바뀌어야 합니다. 낡은 집의 기둥 하나를 바꾸거나 서까래 하나를 갈아 끼운다고 헌 집이 고쳐지지 않습니다. 헌 집은 헌 집답게 여기저기 소소한 것(multiple minor target)까지 손봐야 합니다. 소소한 많은 원인에 대한 치료는 한약이 제격입니다. 바로 제가 개발한 뇌세포재활치료약입니다.

성격과 행동 장애의 치료

비교적 젊은 나이인 45세에서 65세 사이에 잘 생기는 전두측두엽치매는 인지기능개선제의 효과가 별로 없습니다. 정신과 행동이 정상적이지 않아 항정신병 약물과 항우울제, 항불안제, 항경련제 등의 약물치료가 필요한 병입니다.

반면에 레비소체치매와 파킨슨병치매는 인지기능개선제 중 리바스티그민이 비교적 잘 듣습니다. 항정신병 약물 등은 도파민을 방해하므로 되도록 사용하지 않는 것이 좋습니다. 도파민이 부족하면 파킨슨병이 생깁니다.

전두측두엽치매는 성격과 행동이 먼저 나빠지는 치매로 처음 한동안은 기억력이 비교적 온전할 수 있습니다. 치매가 되기 전 경도행동장애가 경도인지장애처럼 먼저 발생합니다. 증상을 관리하고 환자의 삶의 질을 높이기 위한 약물과 치료법이 존재합니다. 약물치료로 항우울제, 항정신병제가 많이 사용됩니다.

　알츠하이머치매도 진행하면서 전두엽이 손상됩니다. 성격과 행동이 변하고 환각과 망상이 많아집니다. 가족, 보호자의 심적 문제도 고려해야 합니다.

예방치료

道可道 非常道, 色卽是空 空卽是色.

道可道 非常道(도가도 비상도, 道 길 도, 可 옳을 가, 非 아닐 비, 常 항상 상)와 色卽是空 空卽是色(色 빛 색/인식, 卽 곧 즉 是 옳을 시, 空 빌 공)은 절대 진리가 없음을 말합니다. 바라보는 시각에 따라 다 다르게 보입니다. 병도 바라보는 시각에 따라 다릅니다. 의학적 지식도 한의학적 지식도 항상 옳을 수는 없습니다.

과학적 지식 vs. 경험적 지혜

과학이 인류의 삶을 발전시켰지만, 과학만으로 모든 것을 할 수는 없습니다, AI의 발달로 과학의 세계가 꽃을 피우는 세상에서도 경험적 지혜는 필요합니다.

우리의 삶은 과학의 발달로 크게 편해졌습니다. 그러나 편해진 만큼 육체가 약해졌습니다. 문명의 이기로 얻을 수 없는, 몸으로 해야 하는 부분이 남습니다. 일부러 시간을 내어 육체적 노동을 하거나 운동을 해야 합니다. 이런 세계도 과학의 도움을 받지만, 본질은 경험의 세계입니다.

삶에 과학이 스며들어와 있지만, 삶은 오히려 경험적 지혜를 바탕으로 할 때가 많습니다. 물론 과학적 지식의 도움을 받으면 삶의 질이 많이 향상됩니다. 과학 만능의 시대가 되었지만, 여전히 인문학적 소양과 경험적 지혜가 삶을 윤택하게 할 수 있습니다. 우리는 경험적 지혜와 과학적 지식이 융합된 삶을 살고 있습니다.

예를 들면, 식사가 그렇습니다. 음식 속의 성분을 정확하게 과학적으로 분석하여 먹을 수도 없을뿐더러 그렇게 먹지도 않죠. 오히려 오랜 경험을 바탕으로 먹게 되는데요. 과학적 지식인 영양성분을 고려하면 좀 더 나은 음식으로 개량할 수도 있겠지만 정확한 영양성분으로만 구성한다면 맛있는 음식이 될 수 없겠죠? 경험적 지혜에 과학적 지식을 융합하면 더 좋은 음식을 만들 수 있습니다.

병을 바라보고 치료하는 데도 의학적 지식과 한의학적 지혜를 융합하면 더 좋습니다. 병은 음식과 같은 현실입니다. 과학만으로 음식을 제대로 만들 수 없고, 경험만으로는 더 좋은 음식을 만들 수 없습니다. 병의 본질을 이해하는 의학이 많이 발달했지만, 여전히 모르는 부분이 많습니다. 의학적 지식으로 잘 보이지 않는 부분이 한의학적 지혜로 보면 잘 보이는 경우가 있습니다.

비유해 보겠습니다. 우리 몸의 정상적인 생리적 현상이나 비정상적인 병리적 현상은 복잡한 서울시가 돌아가는 것과 비슷합니다. 관악산에서 서울을 바라보는 시각을 과학적, 의학적 지식으로 보면, 북한산에서 바라보는 시각은 경험적, 한의학적 지혜로 비유할 수 있습니다.

관악산에서 보면 한강 이남은 세세히 잘 보이고 광화문까지도 잘 보이지만 미아리 고개 너머까지는 보이지 않습니다. 마찬가지로 북한산에서 보면 미아리까지는 세세하게 보이고 광화문까지도 잘 보이지만, 한강 이남은 가물가물할 수 있습니다. 잘 보이지 않으면 병을 잘 모르는 것이고, 잘 모르면 치료하기 어려운 난치병이 됩니다.

치매라는 난치병은 관악산에서도 북한산에서도 뚜렷하게 보이지 않는 연희동 같은 곳입니다. 관악산에서 보이는 것과 북한산에서 보이는 것을 합하면 더 잘 이해할 수 있습니다. 의학적 지식에 한의학적 지혜를 융합하면 좀 더 잘 알 수 있습니다.

의학적 지식의 저편은 항상 존재합니다. 과학이, 의학이 발달할수록 인식의 저편이 줄어듭니다. 의학적 지식의 저편은 경험적 지혜의 세계이며, 자연의 이치로 이해하는 직관의 세계입니다. 한의학은 고정된 지식보다는 자연의 이치를 터득하여 소우주인 인간에게 일어나는 자연적 현상을 이해하는 학문으로 지혜를 중시합니다.

한의학적 뇌세포재활치료 vs. 신경가소성

신경가소성은 주어진 환경에 적응하기 위해 신경계가 구조적으로, 기능적으로 자신을 변화시키는 능력을 말합니다. 이렇게 변할 수 있는 능력인 신경가소성을 이용하면 뇌를 단련시킬 수 있습니다.

가소성은 자극받은 뇌세포가 강해지고 그렇지 못한 뇌세포는 약해집니다. 주로 시냅스가 커지거나 새로 만들어지거나 새로운 길이 연결되거나 뉴런이 강해지거나 새로운 기능이 생기게 됩니다. 뇌졸중이나 뇌 손상 이후의 재활치료로 기능을 회복할 수 있는 것은 가소성으로 가능합니다.

가소성이 잘 생길 수 있는 기간은 뇌졸중 후 길어야 몇 달 정도입니다. 이런 이유로 관절이 굳기 전에 재활치료를 시작해야 합니다. 손상된 뇌 부위의 가소성은 시간이 지나면 약해지기 때문인데요. 뇌의 전반적인 가소성도 나이 들수록 점점 약해집니다. 머리가 굳었다고 표현하는 것도 가소성이 떨어졌다는 표현입니다.

치매는 죽은 뇌세포가 많아지고 좀비 뇌세포도 아주 많아진 상태입니다. 좀비 뇌세포는 재활이 안 되고 가소성도 없습니다. 치매가 되고 난 후의 가소성을 이용한 치료 효과는 매우 제한적입니다. 무리한 인지 강화 프로그램이 오히려 역효과를 줄 수 있습니다.

뇌졸중 후나 뇌 손상 후의 재활치료는 물리적 자극을 통한 신경가소성을 이용한 치료입니다. 치매 환자의 각종 인지 재활 프로그

램도 인지 자극을 통한 신경가소성을 이용하는 치료입니다. 아쉬운 점은 가소성이 많이 줄이든 상태라 효과가 크지 않다는 점입니다.

뇌세포재활치료는 가소성을 이용한 재활치료와 어떤 점이 다를까요? 뇌세포재활치료도 가소성을 이용한 치료이지만, 다른 점은 인지 자극을 통해서가 아니라 여러 가지 한약으로 하는 치료입니다. 약해진 뇌세포의 많은 부위를 보강하여 뇌세포의 활력을 회복시키는 치료입니다. 일종의 뇌 보약이라고 할 수 있습니다.

자극을 통한 재활치료는 물론 한약을 이용한 뇌세포재활치료도 사멸한 뇌세포와 좀비 뇌세포가 많아지기 전에 해야 합니다. 치매일 때보다는 경도인지장애일 때, 경도인지장애일 때보다는 주관적인지장애일 때 시작하는 것이 더 좋습니다.

뇌세포재활치료

누누이 강조하지만 치매가 되기 전에 뇌가 나빠지고 있는 것을 아는 것이 중요합니다. 그러나 치료 방법이 없다면, 일찍 알아도 대책이 없습니다. 오히려 불안만 키울 수 있기 때문입니다. 반면에 치료 방법이 있다면, 치매가 되기 전에 뇌가 나빠지고 있다는 사실을 빨리 알수록 좋겠지요? 치료 방법이 있느냐 없느냐에 따라 미리 아는 것의 중요성이 달라집니다.

알츠하이머치매는 알츠하이머병이 심해진 경우입니다. 알츠하이머병은 7단계가 있으며, 4단계부터는 알츠하이머치매입니다. 치매의 바로 전 단계인 경도인지장애는 3단계이며, 준 치매입니다. 그 전 단계인 주관적인지장애는 2단계이며, 준준 치매입니다. 1단계는 베타아밀로이드 플라크라는 치매의 싹이 생기기 시작하는 때이며, 무증상이거나 단순건망증이 생길 수 있습니다. 치매의 범주를 적어도 준 치매와 준준 치매까지로 확대해야 합니다. 치매라는 병명보다 머리가 빠르게 나빠지는 것이 본질이기 때문이죠. 이렇게 치매의 개념을 바꾸어야 하며, 치료 방법에 대한 패러다임도 바뀌어야 합니다.

비유해 보겠습니다. 의학적 치료는 뚜렷한 치료 목표에 대한 뚜렷한 치료 효과를 추구합니다. 말하자면 주 치료 대상(one major target)에 대한 뚜렷한 효과(one major effect)를 치료라 합니다. 반면에 소소한 많은 치료 대상(multiple minor target)에 대한 보하는 효과(multiple summative synergistic effect)가 필요한 치료도 있습니다. 바로 알츠하이머치매를 비롯한 퇴행성질환입니다.

치매는 뇌세포가 약해지고 죽고 하면서 뇌가 약해지는 병입니다. 뇌세포가 약해지는 것은 우리가 사는 집이 약해지는 것과 비슷합니다. 낡은 집이 되면 손봐야 할 곳이 많아집니다. 기둥 하나를 바꾸거나 창틀 하나를 바꾼다고 되지 않습니다. 여기저기를 손봐야 합니다. 기둥 하나나 창틀 하나는 주 치료 대상(one major target)입니다. 여기저기를 손봐야 하는 것은 소소한 많은 치료 대상(multiple minor target)입니다.

여기저기를 나빠지지 않게 예방하는 것은 음식으로 가능합니다. 이미 나빠진 뇌세포의 활력을 회복시키는 뇌세포재활치료는 한약으로 가능합니다. 하나의 한약 속에도 많은 성분이 들어 있고, 이런 한약이 많이 모이면 여기저기를 치료할 수 있기 때문입니다.

그러나 뇌세포를 보수하는 데는 한계가 있습니다. 폐가를 보수할 수 없는 것처럼 좀비 뇌세포는 재활이 되지 않습니다. 활력이 많이 떨어진 뇌세포는 조금, 조금 떨어진 뇌세포는 많이 회복시킬 수 있습니다.

단순건망증이 생기면 치매예방 노력을 적극적으로 시작해야 하고, 주관적인지장애가 생기면 뇌세포재활치료도 시작해야 합니다. 경도인지장애일 때 시작하면 늦습니다. 80대 고령에 경도인지장애가 시작하면 괜찮지만, 이보다 일찍 경도인지장애가 시작하면 치매를 완벽하게 예방하기는 힘들 수 있습니다.

뇌세포재활치료 대상 뇌세포가 많이 남아 있을 때부터 치료를 시작해야 합니다. 내 머리가 많이 나빠졌다는 느낌을 가볍게 보면 안 됩니다.

뇌세포재활치료는 언제부터 받아야 하나?

여러 번 강조했습니다만, 뇌세포재활치료는 주관적인지장애일 때 시작하는 것이 좋습니다. 사멸한 뇌세포는 물론 좀비 뇌세포가 많이 만들어지기 전에 치료를 시작해야 합니다. 사멸한 뇌세포와 좀비 뇌세포는 치료가 되지 않습니다. 치료 대상 뇌세포는 활력이 떨어진 뇌세포이기 때문입니다.

이론적으로 가장 좋은 치료 시작 시기는 알츠하이머병 1단계인 무증상이거나 단순건망증이 생길 때부터입니다. 그러나 아무런 증상이 없거나 단순한 건망증 정도인데 치료하기는 현실적으로는 어렵겠죠. 무증상으로 멀쩡해도 1단계일 수 있습니다. 멀쩡할 때부터 치매예방 노력을 시작해야 합니다.

현실적으로 가장 좋은 치료 시작 시기는 2단계인 주관적인지장애일 때입니다. 이때 활력이 떨어지는 뇌세포도 많아지고, 재활치료가 되지 않는 좀비 뇌세포가 만들어지기 때문인데요. 기억력이 예전만 못하다고 느끼거나 일의 능률이 많이 떨어졌거나 귀찮거나 짜증 나는 일이 많아졌거나, 머리가 맑지 않으면 예방 차원에서 뇌세포재활치료를 중간중간에 받는 것이 좋습니다.

늦어도 3단계인 경도인지장애일 때는 치료를 시작해야 합니다. 치매를 막기는 어려울 수 있지만, 발병하는 시기를 많이 늦출 수 있기 때문입니다. 이때 사멸한 뇌세포가 제법 생기기 시작합니다.

진단될 정도는 아니지만, 뇌실이 커지고 뇌가 위축되고 해마도 작아지기 시작합니다. 더 큰 문제는 정상처럼 보이는 뇌 속에 재활치료가 되지 않는 좀비 뇌세포가 많아진 상태라는 것입니다.

치매가 되어도 치료한 만큼 덕을 봅니다. 예방치료와 같은 치료이지만 치료라 합니다. 치료를 받으면 증상이 많이 호전되고 진행을 늦추어지기 때문입니다. 초기부터가 가장 좋지만, 6단계인 말기 전반부까지는 치료를 받는 것이 좋습니다.

말기 후반부인데도 치료를 하는 경우가 있습니다. 어느 날 오후 진료를 마치려고 할 때, 가방을 멘 50대 남자분이 황급하게 들어왔습니다. 손에는 제 저서 『치매를 이겨낸 사람들의 이야기』를 들고 있었습니다.

"원장님, 제가 이 책을 누구한테 받았는데요. 읽자마자 달려왔습니다. 정말 조금이라도 좋아질 수 있을까요?" 숨찬 목소리로 묻고 또 물었습니다. 말하지 못하고 요양원에 누워만 계신 어머님을 치료하기를 간절히 원했습니다.

자세한 이야기를 들어 보니 치매 말기의 후반부로 진행된 상태였습니다. 거기다 장 유착으로 식사도 제대로 하지 못하다 보니 코에 낀 튜브를 통해 미음만 겨우 100cc 조금 넘게 드린다고 했습니다. 정말 안쓰러운 상황이었습니다.

이런 정도로 진행하면 치료를 해 드리지 않지만, 아드님의 간절한 소망으로 치료를 시작했습니다. 한약도 아주 조금씩만 가능했습니다. 다행히 기력을 많이 회복하시고 사람도 알아보게 되었다고 좋아했습니다. 이럴 땐 항상 좀 일찍 치료를 시작했더라면 하는 아쉬움이 남습니다.

뇌세포재활치료로 얼마큼 좋아지나?

머리가 좋아지는 정도를 측정할 방법은 없습니다. 머리가 나빠진 정도와 치료로 얼마큼 좋아졌는지를 객관적으로 알 수 있다면 좋겠지요? 현실적으로는 알기 어렵습니다. 뇌세포재활치료로 호전되는 정도를 30%로 보겠습니다. 여기서 말하는 수치는 연구로 증명된 수치가 아닙니다. 왜 일찍 치료를 시작해야 하는지를 이해하기 위한 가상의 수치입니다.

치매가 되면 인지기능이 30% 이하로 떨어집니다. 이 정도 인지력으로는 일상적인 생활만 겨우 가능합니다. 조금 복잡하거나 조금 힘든 일은 감당할 수 없습니다. 본인과 가족을 위한 생산적인 활동 능력, 즉 직업적인 일을 하거나 가사를 꾸려 가는 능력이 눈에 띄게 나빠집니다. 치매가 될 때 머릿속에는 죽은 뇌세포가 10% 정도 됩니다. 이로 인해 뇌가 위축되면서 뇌실이 커지고, 해마가 위축되고, 뇌의 틈새인 뇌이랑이 넓어집니다. 남아 있는 90% 뇌세포 중 약

30%는 좀비 뇌세포로 기능을 완전히 상실합니다. 나머지 60%를 차지하는 뇌세포의 평균 활력은 50% 정도가 됩니다. 치매가 될 때 머리의 활력은 30% 정도입니다.

　　뇌세포재활치료의 효과를 정확하게 알 방법은 없지만, 어림잡아 약 30% 정도 호전되는 것으로 보입니다. 치매 초기가 조금 진행되어 뇌의 활력이 25%인 경우에 치료하면 7.5% 증가하여 32.5%가 됩니다. 치매이던 사람이 경도인지장애 정도로 호전됩니다(25%×0.3=7.5%, 25%+7.5%=32.5%).

　　치매 중기가 시작할 때쯤 뇌세포의 활력은 15% 정도 남아 있을 것으로 추정됩니다. 뇌의 활력이 10% 남아 있는 중기에 뇌세포재활치료를 하면 10%의 30%인 3%가 회복하여 13%로 회복시킬 수 있습니다. 이렇게 치매가 진행할수록 치료 효과는 줄어듭니다. 그러나 1% 차이도 삶의 질 면에서는 큽니다. 적어도 치매 중기까지, 길게는 말기의 전반부까지는 뇌세포재활치료를 받는 것이 좋은 이유입니다.

　　경도인지장애는 뇌의 활력이 30~50%로 평균 40%가 남아 있다고 추정해 보겠습니다. 뇌세포재활치료를 하면 40%의 30%인 12%가 회복하여 52%가 됩니다. 52%는 주관적인지장애 수준으로 회복하여 많이 좋아졌다고 느끼게 됩니다.

　　주관적인지장애는 뇌의 활력이 50~70%로 평균 60% 정도입니다. 뇌세포재활치료를 하면 60%의 30%인 18%가 회복되어 78%로 단순건망증 수준으로 회복합니다. 60%든 78%든 일상생활을 하는 데는 충분한 인지력입니다. 평소에 좋아진 것을 느끼기 어렵습니다. 그러나 난이도가 크거나 힘든 일이 가능해집니다. 복잡한 일도 쉽게 끝낼 수 있게 되고, 힘든 일을 해도 피곤하지 않을 수 있습니다.

참고로 평소 기본적인 일상 활동에는 30%, 조금 생산적인 활동에는 30~50%, 보통의 생산적인 활동에는 50~70%, 매우 생산적인 활동에는 70~90%, 초생산적인 활동에는 90~100%의 뇌의 활력이 필요하다고 추측해 볼 수 있습니다.

이론적으로는 단순건망증이 나타날 때부터 치료하는 것이 좋지만, 젊은 사람이 가끔 단순하고 가벼운 건망증이 생겼다고 뇌세포 재활치료를 하기는 쉽지 않습니다. 건망증이 가끔 생기면 치매예방 노력을 열심히 시작해야 합니다.

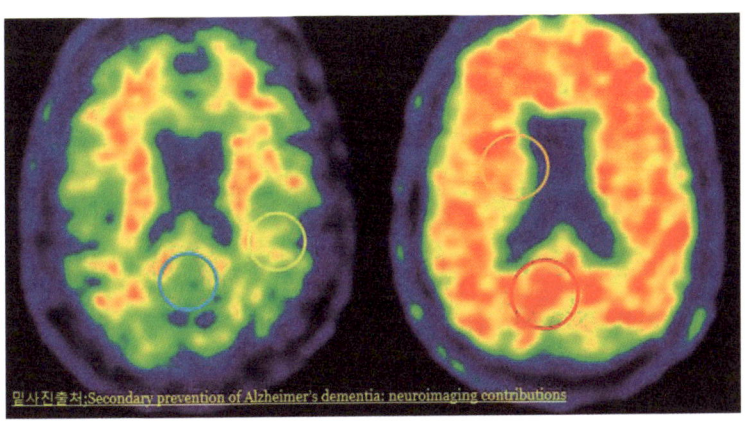

〈그림 3-2〉 아밀로이드 PET

뉴런은 신경 기능을 담당하는 신경세포로 신경원 세포라고도 합니다. 뉴런의 몸통인 세포체는 자극을 생산하고, 축삭을 통해 다른 곳으로 자극을 보내기도, 수상돌기를 통해 자극을 받아들이기도 합니다. 뉴런의 세포체는 주로 뇌의 바깥쪽 회백질에 있습니다. 뇌의 안쪽 백질은 주로 자극을 전달하는 축삭으로 이루어진 신경망이 지나는 곳입니다. 축삭의 기능이 약해지거나 망가지면 뉴런 자체가 약해지거나 망가집니다. 백질이 병든 만큼 해당 뉴런도 병들게 됩니다.

파란색(녹색)은 베타아밀로이드가 쌓이지 않은 축삭으로 정상이며, 이런 축삭의 세포체도 정상입니다.

노란색은 베타아밀로이드가 주로 뇌세포의 일부인 축삭의 바깥에 쌓이기 시작하고, 축삭이 산화 스트레스를 받는 상태이며, 이로 인해 해당 뇌세포로 기능이 조금 떨어지게 됩니다.

오렌지색은 베타아밀로이드가 쌓이기 시작한 지 오래되고 많이 쌓인 상태를 나타냅니다. 해당 뇌세포도 좀 더 약해집니다. 이런 뇌세포 내에 신경섬유 다발이 쌓일 수도 있습니다.

빨간색은 베타아밀로이드가 매우 많이 쌓여 있는 상태입니다. 해당 뇌세포는 많이 약해져 활력을 거의 상실한 좀비 뇌세포가 된 경우가 많습니다. 이런 좀비 뇌세포 내에는 신경섬유 다발이라는 찌꺼기가 가득 찰을 수도 있습니다.

이렇게 정상 뇌세포(녹색)에서 기능이 떨어진 뇌세포(노란색, 오렌지색)가 되고, 기능이 완전히 상실한 좀비 뇌세포(빨간색)가 되고,

사멸한 뇌세포가 됩니다.

파란색, 노란색, 오렌지색, 빨간색은 MRI 음영에는 차이가 없습니다. 이런 이유로 MRI가 정상이더라도 뇌가 멀쩡한 것은 아닙니다.

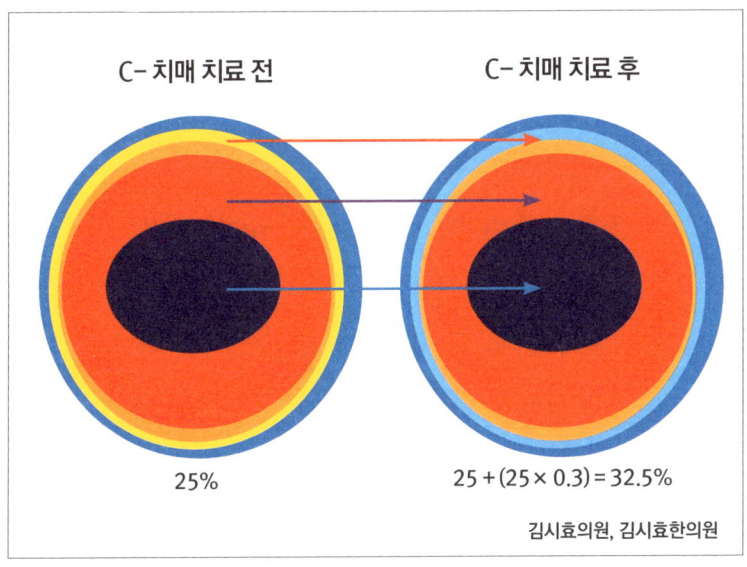

〈그림 3-3〉 치매 초기의 뇌 상태와 뇌세포재활치료 효과

오른쪽 동그라미는 치매 초기의 뇌 상태를 표현합니다. 동그라미 속에 뇌세포를 전부 집어넣었습니다. 아밀로이드 PET 사진을 요약한 그림입니다.

검은색은 죽은 뇌세포로 재생이 되지 않습니다. 빨간색은 좀비 뇌세포로 재활이 되지 않습니다. 활력도 없지만, 약물도 작용하지 않습니다. 약물치료나 인지치료 대상은 노란색과 오렌지색 부분입니다. 빨간색 좀비 뇌세포는 재활치료 되지 않고 까만색 사멸한 뇌세포는 재생 치료 되지 않습니다.

파란색은 정상 뇌세포, 노란색은 베타아밀로이드로 기능이 조금 떨어진 뇌세포, 오렌지색은 베타아밀로이드의 영향을 더 심하게 받고 뇌세포 내에 타우 단백이 주성분인 신경섬유 다발이 쌓이기도 하는 상태로 기능이 많이 떨어진 상태입니다.

뇌세포재활치료의 대상은 노란색, 오렌지색 부분입니다. 치매 초기에 남아 있는 뇌 기능이 25% 정도일 때, 뇌세포재활치료 효과를 30%라고 가정하면 32.5%로 회복되어 경도인지장애 후반부 정도로 호전될 수 있습니다. 실제로도 치매 초기일 때 뇌세포재활치료를 하면 경도인지장애 정도로 회복합니다.

중기로 진행하면 오렌지색 부분도 빨간색 좀비 뇌세포로 바뀌고 뇌가 많이 약해집니다. 말기로 진행하면 노란색 부분도 빨간색으로 변한다고 볼 수 있습니다.

치매를 초기에 발견하는 것이 중기나 말기에 발견하는 것보다는 좋습니다. 그러나 초기에 발견해도 이미 치료되지 않는 빨간색 좀비 뇌세포와 검은색 사멸한 뇌세포가 많아진 상태로 치료 효과가 떨어진 상태입니다.

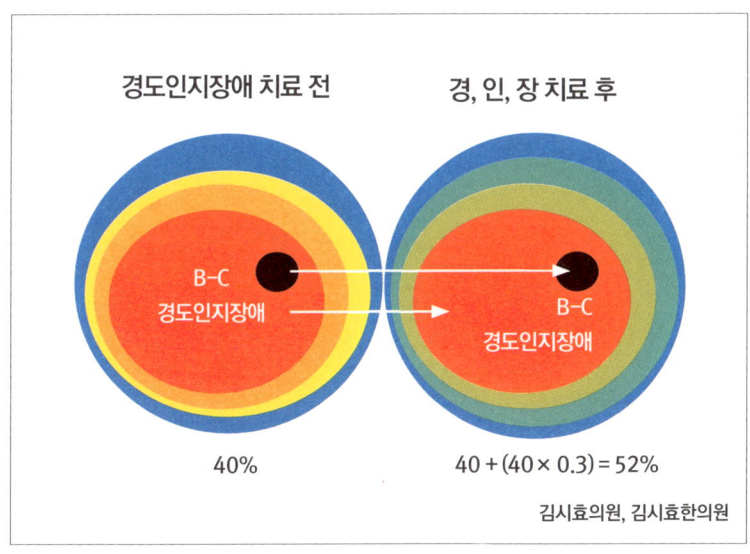

〈그림 3-4〉 경도인지장애의 뇌세포재활치료

좌측은 경도인지장애일 때 뇌의 상태를 그린 것이고, 우측은 치료 효과를 나타내는 그림입니다.

뇌 기능이 평균 40% 정도 남아 있고, 뇌세포재활치료로 효과가 30%라면 40%×0.3(30%)은 12%로 뇌 기능이 약 52%로 회복됩니다. 뇌 기능이 주관적인지장애 수준으로 회복되어 많이 좋아진 것을 자각하게 됩니다.

기능이 호전되어 좋지만, 뇌가 많이 나빠진 상태입니다. 나이가 적으면 치료해도 치매가 되는 것을 많이 늦출 수는 있어도 완벽하게 막기는 쉽지 않은 상태로 변했습니다. 최대한 늦추기 위해 지속적인 뇌세포재활치료를 해야 합니다.

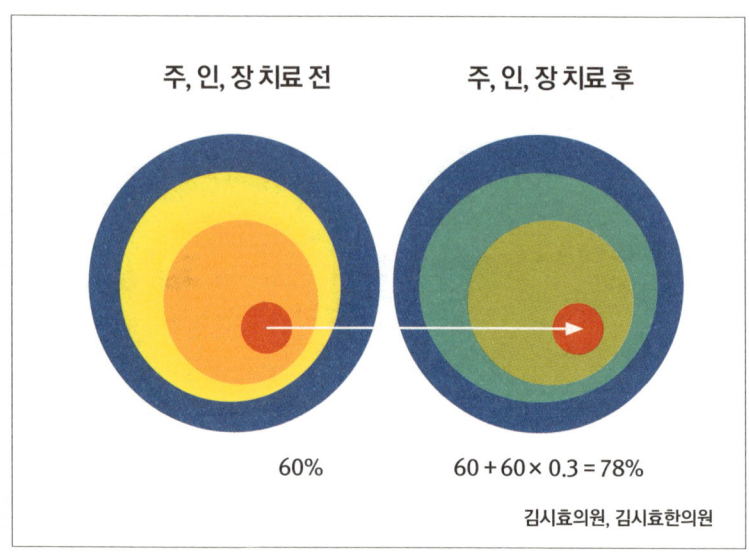

〈그림 3-5〉 주관적인지장애의 뇌세포재활치료

주관적인지장애일 때 뇌의 기능이 60%라면, 뇌세포재활치료를 받으면 78%로 회복할 수 있습니다.

78%로 뇌 기능이 호전되어도 30~60% 정도만 사용하는 일상생활에서는 좋아진 것을 잘 못 느낄 수 있습니다. 하지만 60% 이상 사용하는 복잡한 일이나 힘든 일을 할 때 머리가 좋아진 것을 느낄 수 있습니다. 늦어도 이럴 때부터 뇌세포재활치료를 해야 합니다.

뇌세포재활치료의 한계도 있습니다. "오늘만 같아도 정말 좋겠어요." 치매 가족의 안타깝고 애타는 희망입니다. 하지만 오늘만 같을 수 있다면 '죽지 않는다'는 말과 같겠지요.

일 년 뒤는 오늘보다 못합니다. 더구나 치매 환자의 뇌는 다른 사람보다 훨씬 빠르게 늙습니다. 이런 이유로 치료해서 많이 호전되어도 시간이 제법 흐르면 오늘만 못하게 됩니다. 치료받지 않은 경우보다 훨씬 좋아지고 진행 속도가 느려져도 시간이 지나면 결국은 나빠질 수밖에 없습니다.

나빠지고 나면 나빠진 것만 보이게 됩니다. 그래도 치료받았기 때문에 그 정도로 나빠진 것입니다. 치료받지 않았다면 훨씬 더 빨리 나빠졌을 것입니다. 치매 환자가 대소변을 가릴 줄만 알아도 돌보는 데 큰 도움이 됩니다. 대소변을 가릴 줄 모르게 되면 환자의 자존심과 삶의 질은 형편없어지게 됩니다.

치료받지 않은 경우보다는 천천히 나빠지게 됩니다. 삶의 질을 오래 유지할 수 있습니다.

나오는 글

    치매에 대한 지식보다는 치매의 본질에 대한 이해를 돕기 위해 노력했습니다. 과학적 인식의 저편, 근거의 저편에 대한 인식은 자연의 이치로 다가가야 합니다.

    치매는 정확한 진단이나 근거에만 의존해서 치료하면 늦습니다. 오히려 정확한 진단보다는 뇌가 빠르게 나빠지는 상태라는 것을 알고 미리 대비하는 것이 더 중요합니다. 예방 노력이 중요하며, 예방치료도 받아야 합니다.

    예방치료 방법이 없다면 일찍 안다고 해도 예방 노력 이외에는 대책이 없겠죠? 그렇죠. 대책이 없으면 미리 발견하는 중요성을 강조할 이유가 없어집니다. 치료 방법이 없는데 병이 진행되고 있다는 사실을 미리 알면 불안감만 커질 뿐이니까요.

    그러나 예방치료 방법이 있다면 치매 조기치료보다는 예방치료가 훨씬 더 좋습니다. 경도인지장애보다는 그 전 단계인 주관적인 지장애일 때, 주관적인지장애일 때보다는 전 단계인 무증상이나 가벼운 단순건망증이 생기기 시작할 때부터 예방치료를 받아야 합니다. 그러나 아무런 증상이 없는데 치료를 시작하기는 어렵겠죠. 증상이 없을 때는 적극적인 치매예방 노력이 필요합니다.

예방치료는 뇌세포재활치료입니다. 뇌세포재활치료는 치매치료법도 됩니다. 이런 뇌세포재활치료는 의학적 치료가 아닙니다. 근거 이면을 이해하고 치료하는 일종의 한의학적 뇌세포재활치료입니다. 근거에 집착하기보다는 이치로 개발한 한약 치료입니다. 치매는 근거로만 알 수 있는 세계가 아닙니다. 이치로 알아야 하는 세계입니다.

이 책이 치매예방의 길로 이끄는 계기가 되기를 기원합니다.

치매에 대하여, 건강에 대하여 더 자세한 이야기와 궁금한 것이 있으면 (drsihyokim@naver.com)로 보내 주시기 바랍니다.

2

암
Cancer

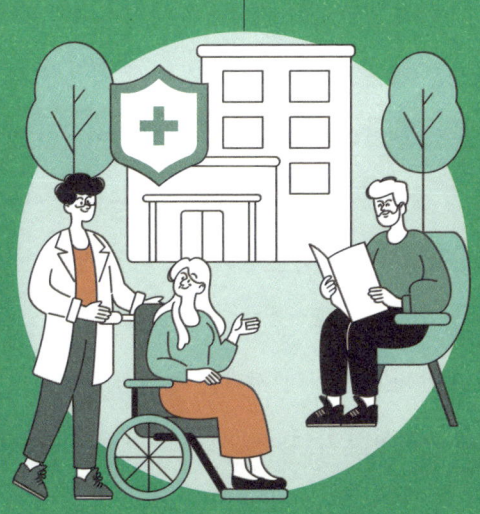

들어가는 글

群盲撫象(군맹무상)은 인도 속담을 4자성어로 표현한 것으로, 시력 정보가 차단된 사람들이 자신이 만져 본 부위를 코끼리라고 굳게 생각한다는 데서 유래했습니다. 만져 본 부위는 코끼리 일부이지, 전체의 모습은 아닌데도 말이죠. 만져 본 부위가 아닌 코끼리의 진짜 모습은 인식의 저편입니다.

과학과 의학의 발달로 코끼리처럼 다양한 특징을 가지고 있는 질병을 검사라는 일종의 눈으로 볼 수 있게 되었습니다. 검사라는 눈으로 질병에 대한 인식이 많이 발달했지만, 여전히 검사로도 보이지 않는 부분이 많습니다. 눈은 떴지만, 시력이 매우 나쁜 상태입니다. 나쁜 시력으로 보이는 것을 병의 전부라고 생각하는 것은 또 다른 군맹무상입니다.

의학이 발달해도 인식의 저편은 항상 남아 있습니다. 인식의 저편도 인식의 이편처럼 자연의 질서가 있는 세계입니다. 자연의 이치로 이해할 수 있는 세계입니다. 이치로 다가가면 의학적 인식으로 한정 지을 때보다는 좀 더 본질에 가깝게 다가갈 수 있습니다.

암과 같은 난치병에는 의학적 치료가 매우 중요합니다. 암을 사람의 손으로 치우기 힘든 흙더미에 비유한다면, 수술이나 항암 치료와 같은 의학적 치료는 포클레인으로 흙더미를 치우는 것과 같습니다. 그러나 사람의 손으로 치우고 정리해야 하는 부분도 있습니다. 면역력을 높이거나 몸을 보하는 방법 등입니다.

상황에 따라 암세포도 정상 세포도 굶기는 것이 좋을 때도 있고, 반대로 잘 먹여야 좋을 때가 있습니다. 만성 미세염증을 개선하거나 종양 친화적 종양 미세환경을 개선하는 노력도 필요합니다.

근거 중심으로 병을 이해하는 것이 중요하지만 근거가 나타나지 않는 미병 부분은 이치로 이해의 폭을 넓혀야 합니다.

목차

들어가는 글 • 184

I. 나는 어떻게 극복했나?

내 몸에 암이 생기다 • 194
   내가 암에 걸린 이유 • 194
   처음으로 종합검사를 받다 • 197
   DABDA • 199
   좀 더 일찍 검사를 받지 못한 것에 대한 후회 • 201
   인명재천 • 203

어떤 치료가 있을까? • 207
   수술 • 207
   항암 약물치료 • 209
   면역 관문 치료제 • 212
   방사선치료 • 213
   양성자 치료와 중입자 치료 • 215

내가 받은 치료 · 218

　수술을 받다 · 218
　항암 약물요법 · 220
　뿌리를 내리지 못하게 하는 방법도 있습니다 · 221
　암은 의학적 치료가 먼저입니다 · 223
　나의 선택 · 224

2. 어떻게 극복했을까?

중증 질환 산정특례자 졸업 통지서를 받기까지 · 230

　병원에 정기적으로 1년간 다녔습니다 · 230
　4도 3촌 생활을 시작했습니다 · 231
　피톤치드를 듬뿍 마시다 · 233
　운동 · 234
　아내가 마련한 식단 · 235

의학적 치료 이외에 한 치료 · 238

　오대산에서 지리산으로 · 238
　물 수련 · 240
　한약도 많이 먹었습니다 · 242
　맨발로 걷기도 했습니다 · 245
　실제 높이 200m 조금 넘는 산에 주말마다 오르다 · 245

고비를 넘어 누가백활로 · 247

식도 이형성증 · 247

식도암 · 249

하산하다, '7도 혹 촌'의 생활 복귀 · 250

근감소증이 시작되다 · 251

누가백활로 가는 길 · 252

3. 왜 암에 걸릴까?

암세포 · 256

내 몸에 암세포가 매일 만들어지고 있다 · 256

무엇 때문에 암세포가 되기 쉬운가? · 257

암 치료가 어려운 이유 · 258

암의 일반적인 초기 증상 · 261

발암물질 · 263

면역력이란 · 264

면역 장벽과 면역계 · 265

선천면역 · 266

적응면역 · 267

사이토카인 폭풍 · 268

면역 기능이 좋고 나쁨을 쉽게 알 수 있는 척도 · 269

발암 • 271
　유전자 변이　• 271
　면역 반응의 약화　• 272
　신생혈관과 대사 변화　• 273
　염증과 종양 미세환경　• 274
　스트레스와 마음가짐　• 275

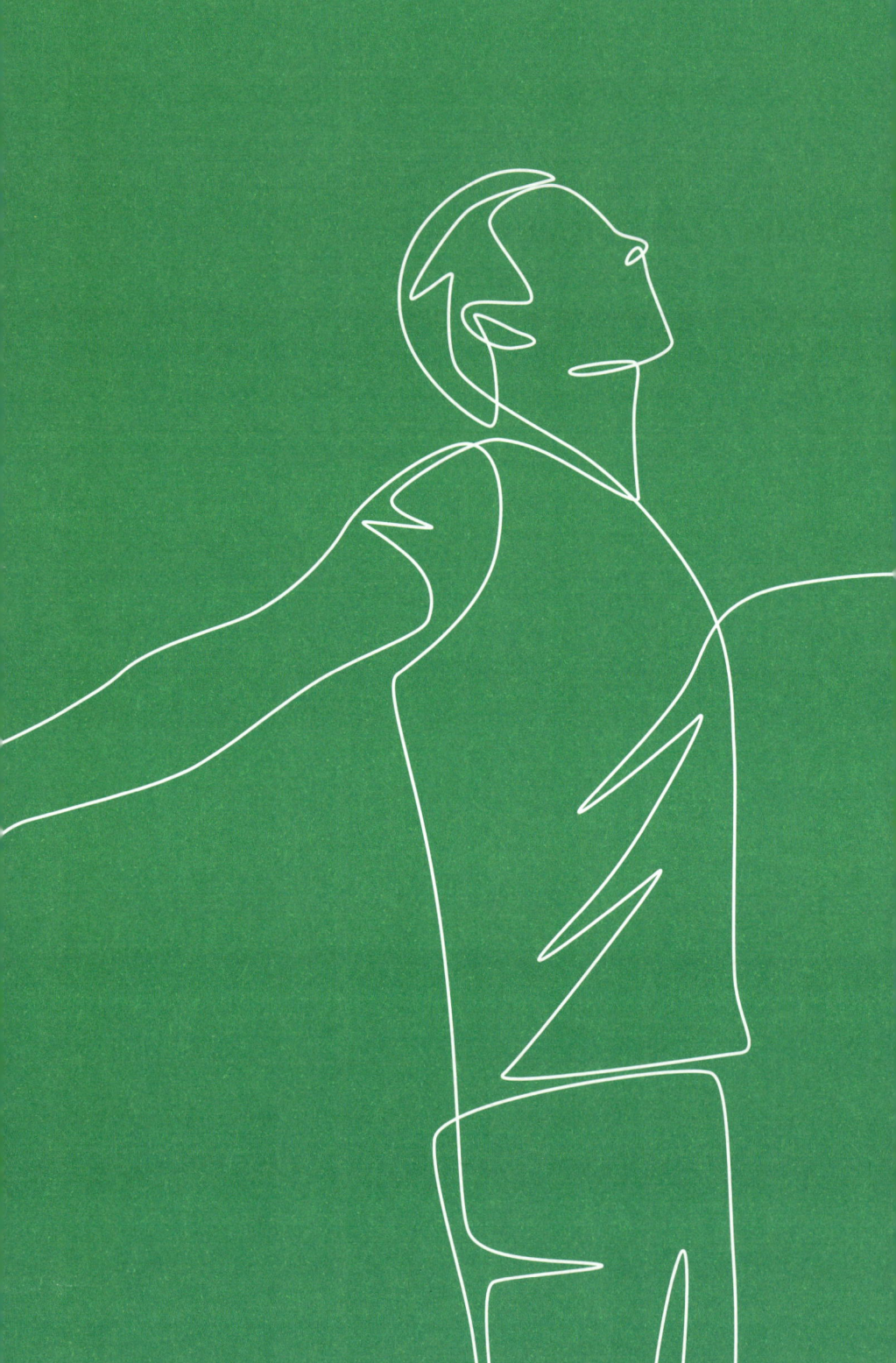

암은 산불이 난 것과 비슷합니다.
초기에 잡으면 쉽게 진압할 수 있지만,
불길이 번지면 헬리콥터나 불자동차로
물을 마구 뿌려 대야 합니다.
산불이 크게 나면 이런 노력을 해도
산을 다 태울 수도 있습니다.
불길이 잡혀 잔불만 남아도 경제적 여유가 있으면
헬리콥터와 불자동차로 계속 물을 뿌릴 수도 있겠지요.
불을 확실히 끌 수는 있겠지만,
재원이 낭비될 수도 있습니다.

1.
나는 어떻게 극복했나?

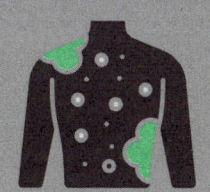

내 몸에 암이 생기다

장수 집안에서 태어났기에 암 따위는 걸리지 않을 줄 알았습니다. 물론 모나게 건강을 해치며 살고 있지도 않았습니다.

그러나 두 가지 다 틀렸습니다. 60대 중반에 위암이 생겼기 때문입니다. 자신의 삶이 모가 났다고 생각하기는 쉽지 않습니다. 자신이 기준이기 때문입니다. 장수 집안, 즉 건강 체질도 어머니가 위암에 걸리고 외삼촌이 치매가 되면서 깨졌습니다.

결국 뿌린 대로 위암에 걸렸습니다.

내가 암에 걸린 이유

의사도 죽고, 암에 걸리고, 병에도 걸립니다. 그러나 암에 걸리는 것은 부끄러운 일입니다. 유전적인 면은 어쩔 수 없지만, 후천적인 생활방식은 자신의 책임이기 때문입니다.

1급 발암물질인 술/담배를 즐겼고, 헬리코박터균이 감염되어 있었고, 2급 발암물질인 커피도 좋아했습니다. 이외에도 무리한 탓에 스트레스도 많았고, 운동은 하지 않고 온종일 앉아서 일했으며, 알게 모르게 발암물질에 노출된 적이 많았습니다. 술/담배는 암이 생기기 5년 전에 끊었지만, 너무 늦게 끊었습니다.

그러나 이런 일반적인 발암 요인보다 더 나빴던 발암 요인이 있습니다. 제가 생각하는 제가 위암이 걸린 이유이죠. 첫 번째가 물을 잘 마시지 않은 습관입니다. 두 번째는 뜨거운 음식을 뱉지 않고 삼키는 버릇입니다. 세 번째는 빨리 먹는 습관입니다.

다양한 음식이 위를 자극할 수 있죠. 맵고 짠 음식, 특히 짠 음식이 더 자극적입니다. 저는 매운 음식을 좋아하지만 크게 모가 날 정도로 맵게 먹지는 않았습니다. 탄 음식이나 튀긴 음식은 거의 먹지 않았고, 젓갈류도 좋아하지 않았습니다.

다만 물을 안 마셨습니다. 식후에 물을 한 컵 마시면 위장 속의 음식이 희석되어 덜 자극적으로 바뀌게 됩니다. 몇 십 년간 이런 자극의 차이가 쌓이면 암의 원인이 될 수 있습니다.

반면에 위산이나 소화효소가 부족한 사람은 식사 전후 2시간 정도는 물을 마시지 않는 것이 좋습니다. 위산과 소화액이 희석되어 소화 장애를 일으키기 때문입니다. 이런 사람은 자극적이지 않은 순한 음식을 먹어야 합니다.

두 번째 뜨거운 음식입니다. 뜨거운 음식은 식도암의 원인으로 밝혀져 있습니다. 그러나 뜨거운 음식을 입에 물고 있으면 이와 잇몸은 물론 입안 전체에 화상이 생길 수 있고, 삼키면 식도의 화상이 생기고, 위에 들어가면 거의 같은 장소에 화상을 일으키기 쉽습니다. 반복적인 화상은 암의 원인이 될 수 있습니다.

세 번째는 빨리 먹는 습관입니다. 음식 특히 날것의 팥, 콩, 감자, 통곡물, 땅콩, 채소 속에는 위의 염증을 일으키는 렉틴을 비롯한 많은 독한 물질이 있습니다. 익히거나 오래 씹으면 이런 물질들이 중화되어 위를 덜 자극하게 됩니다. 한꺼번에 많은 자극성 음식이 위에 들어오면 위에 부담이 됩니다. 음식을 빨리 먹는 것이 습관으로 굳어져 나이를 먹게 되면 위가 받은 자극의 정도는 매우 클 수 있습니다.

이외에도 온종일 앉아서 일하는 것과 각종 스트레스도 위암이 생기는 데 영향을 미친 것으로 생각했습니다. 스트레스는 면역력도 떨어지게 하지만 만성 미세염증을 일으켜 암세포가 터를 잡기 쉬운 환경을 만드니까요.

이런 모든 잘못이 쌓여 암이 생기는 데 영향을 미쳤다고 생각합니다.

처음으로 종합검사를 받다

저는 가정의학과 의사이면서 한의사이지만 60대 중반이 되어서야 처음으로 위장과 대장의 내시경검사를 포함한 종합검사를 받았습니다. 혈액검사는 가끔 했지만, 특별히 아픈 곳이 없어 내시경과 같은 불편한 검사의 필요성을 느끼지 못하며 살아왔습니다.

그러나 검사를 받기 약 몇 달 전부터 윗배가 가끔 불편했습니다. 아프거나 소화되지 않거나 하지는 않고 뭔가 붙어 있는 것 같았습니다. 평소에는 없던 증상이었습니다.

이처럼 증상이 가볍다고 병이 가벼운 것만은 아니죠. 위암의 초기에는 뚜렷한 증상이 없는 경우가 많습니다. 심지어 위암 말기인데도 위가 불편한 것을 느끼지 못하는 경우가 있습니다.

위암의 초기에는 대체로 평소에 없던 증상이 오래가거나 기존의 증상이 심해질 수 있습니다. 속이 더부룩하거나 잘 체하거나 이유 없이 쉽게 피곤하거나 감기나 상처가 잘 낫지 않거나 체중이 줄어들 수도 있으며, 속이 쓰리거나 윗배가 아플 수도, 대변이 검어질 수도 있습니다. 이런 증상이 없어지지 않고 지속되면 검사를 받는 것이 좋습니다.

저의 경우, 위에 뭔가 붙어 있는 것 같은 불편한 증상이 생겼습니다. 증상이 가끔 나타나고 지속하지는 않았지만, 한 달 이상 이런 증상이 반복되고 있었습니다. 검사가 필요하다는 생각이 들었습니다. 무엇보다도 위장내시경검사가 필요했는데요. 위장내시경검사는 가볍게 개인 병원에서도 할 수 있는 검사죠. 그러나 혹시 위암이라면 다음 단계로 수술이 필요할 수 있습니다. 이런 이유로 위암의 가능성이 조금이라도 있어 보이면 바로 큰 병원으로 가는 것이 좋습니다.

문제는 큰 병원으로 가려면 예약을 해야 하고, 몇 달을 기다려야 할 수 있습니다. 바로 가서 진료받을 수 있는 것이 아니죠. 더구나 개업 의사가 자리를 비운다는 것이 쉽지 않습니다. 여기에 아내는 출판사를 경영했는데 억울한 송사로 5년째 마음고생하고 있었습니다. 판결이 날 때가 되었고, 내 문제로 스트레스를 보태 주고 싶지 않았습니다. 증상이 생기고 서너 달이 흐른 시점에 아내는 억울한 누명은 벗었습니다.

5년 이상 스트레스로 만신창이가 된 아내와 몇 달 동안 속이 거북했던 저는 먼저 건강을 챙겨야 했습니다. 대학병원에 종합검사를 신청했습니다. 불편함을 느끼기 시작할 때부터 반년쯤 되어 갈 때 검사를 받은 것입니다. 암이라면 그동안 많이 자랐을 정도로 시간이 흘렀습니다.

DABDA

결과는 위암이었습니다. 요즘은 암 치료법이 발달하여 암 진단을 받아도 옛날처럼 사형선고를 받은 것으로 받아들이는 사람은 드물죠. 그래도 암은 무섭습니다. 암으로 진단받으면 목숨을 잃을 수도 있다는 공포와 슬픔으로 DABDA라는 심리 변화를 겪을 가능성이 크다고 하지요. 스위스의 정신과 의사인 Elisabeth Kubler-Roth가 1969년에 개발한 슬픔의 5단계로 Denial(부정), Anger(화), Bargaining(타협), Depression(우울), Acceptance(수용)의 과정입니다. 저도 위암이라는 진단을 받고 비슷한 경험을 했습니다.

암일 수도 있다는 생각은 했지만, 암까지는 아닐 것이라는 생각과 아니기를 바라는 마음이었습니다. 그러나 막상 암이라는 말을 들었을 때의 충격과 실망은 매우 컸습니다. 내가 암 환자라는 것이 쉽게 받아들여지지 않았습니다. 결과가 잘못된 것이 아닐까 하고 의심도 했습니다. 내가 암이라는 현실을 받아들이는 데까지는 어느 정도의 시간이 걸렸습니다. 암이라는 사실을 부정하는 Denial의 기간이었습니다.

내가 암에 걸렸다는 변할 수 없는 사실에 대해 기분이 나빴습니다. 암이 생각보다 많이 진행되어 전이가 생겼다면 내가 발버둥을 쳐도 죽을 수 있다는 사실이 두려웠습니다. 어쩔 도리가 없다는 것에 대해 화가 나고 기분이 나빴습니다. 친구인 교수가 "걱정하지 마!

아직 초기니까 수술로 완치될 수 있어!"라고 위로해 주었지만, 암에 걸렸다는 사실이 두렵고 기분이 좋지 않았습니다. 두 번째 단계인 화가 나는 Anger의 단계였습니다.

왜 내가 암에 걸려야 했을까? 많은 잘못을 짚어 보았습니다. 그동안 암에 걸릴 정도로 무분별하게 살지는 않은 것 같은데 왜 벌을 받은 것일까? 너무 짜고 맵게 먹었나? 술 담배를 너무 늦게 끊은 것일까? 운동하지 않아서? 스트레스가 많아서? 밥을 빨리 먹어서? 커피를 많이 마셔서? 밥 먹고 물을 마시지 않아서? 누군가에게 마음의 상처를 주어서? 전생의 업보로? 이 모든 것이 제 잘못이었습니다. 제 잘못에 대한 반성과 용서를 빌었습니다. 세 번째 단계인 타협, Bargaining의 단계였습니다.

친구는 초기라고 위로했지만, 내시경 사진을 확인해 보니 궤양의 크기가 500원짜리 동전보다 커 보이고 주변 조직이 심하게 지저분해 보였습니다. 전이되었을지도 모른다는 생각이 들었습니다. 죽을 수도 있다는 생각으로 두렵기도 했지만, 더 큰 걱정은 가족에게 경제적 시련을 비롯한 많은 고통을 남겨 줄 수도 있다는 사실이 마음을 무겁게 했습니다. 앞으로도 할 일이 많이 남아 있었기 때문입니다. 책임을 질 수 없게 된다는 사실이 마음의 큰 고통으로 다가왔습니다. 네 번째 단계인 우울해지는 Depression의 단계였습니다.

기분이 좋지 않았지만 고통을 이겨 내야 했습니다. 우선 살아야 했고 살아서 책임을 다해야 했습니다. 다행히 수술 날짜가 빨리 잡혔고 자타 공인하는 가장 훌륭하고 실력 있는 위암 전문 교수님의 수술을 받게 되었습니다. 행운이었습니다. 다섯 번째 단계인 수용하는 Acceptance의 단계였습니다.

전형적인 DABDA의 과정을 겪었다고 볼 수는 없지만 비슷한 심리 변화를 겪었습니다.

좀 더 일찍 검사를 받지 못한 것에 대한 후회

타협의 과정 중에 후회도 있습니다. 좀 더 일찍 검사를 받았더라면 하는 후회가 생기게 마련이죠. 내시경 사진에 보이는 암이 있는 궤양이 제법 커서 조기 위암의 단계는 이미 지난 것처럼 보였습니다. 정확한 것은 수술 후에 나오겠지만 사진 속의 암 모양이 자꾸 불안하게 했습니다.

병을 키우게 된 데는 이유가 있습니다. 암을 늦게 발견한 사람들은 저처럼 이런 실수를 했을 가능성이 큽니다. 첫 번째는 정기적인 검사를 받지 않은 것입니다. 암의 초기에는 증상이 뚜렷하지 않은 경우가 많아 나이 들수록 정기적인 검사가 더 필요합니다. 암은 나이 들수록 잘 생기기 때문입니다. 두 번째는 검사가 우선순위에서 밀린 것이죠. 기존의 증상이 심해지거나 아프지 않더라도 평소에 없던 증상이 계속되고 없어지지 않으면 검사를 받아야 합니다. 그러나 아프지 않은 불편한 증상만으로 당장 검사를 받으러 가는 것이 쉽지가 않습니다.

우선순위를 결정하는 데 영향을 미치는 것으로 급한 것과 중요한 것이 있습니다. 급한 것보다는 중요한 것을 먼저 해야 합니다. 중요한 정도가 크지 않으면 급한 일부터 하기 쉽습니다. 많이 아프면 중한 병으로 생각하여 중요한 것으로 받아들이고, 별로 아프지 않으면 가벼운 병으로 생각하여 별로 중요하지 않은 것으로 받아들이기 쉽습니다. 이런 이유로 아프지 않은 불편한 증상만으로 당장 검사를 받으러 가는 것이 쉽지 않습니다. 우선순위에서 밀렸기 때문입니다.

문제는 아프지 않고 가벼운 증상이라도 없어지지 않고 지속하면 나쁜 병일 수 있습니다. 검사로 나쁜 병이 아니라는 것을 확인해야 합니다. 이런 것을 아는 사람도 있지만 모르는 사람이 많습니다. 아파야만 병인 줄 아는 사람도 많습니다. 다시 강조하면, 아프지 않더라도 증상이 없어지지 않고 지속하면 검사로 나쁜 병이 아닌지 확인해야 합니다. 그러나 많이 아프지 않으면 각자 나름의 이유로 검사를 받는 것이 우선순위에서 밀리기 쉽죠.

이럴 땐 우선순위를 바꾸어 줄 사람이 필요합니다. 바로 내가 처한 상황을 함께 고민할 수 있는 가족입니다. 저의 경우, 검사를 놓치게 된 주된 문제는 가족이 정신적으로 매우 힘들어하는 상황이라 편한 마음으로 아내와 의논하기가 어려웠습니다. 중요한 문제라는 걸 직시하고 바로 검사하라고 이야기해 줄 수 있는 사람이 필요합니다. 급한 일보다는 중요한 일을 먼저 해야 합니다. 암은 생명을 위협하는 중요한 문제입니다. 이런 판단은 본인보다 옆에서 보는 사람이 더 잘합니다.

인명재천

운이 있는 것 같습니다. 발버둥 쳐도 안 되는 경우가 있죠. 내시경검사를 20번도 더했는데 위암 3기에 진단을 받았던 60대 부인과 내시경검사를 했는데도 수술도 항암 치료도 불가능한 위암 4기로 진단받았던 50대 중반의 부인이 생각납니다.

첫 번째 60대 부인 이야기입니다. 내시경검사를 열심히 받아 왔지만, 하필이면 암이 발생할 때 5년쯤은 검사를 받지 않았습니다. 운이 없게도 3기로 진행된 위암 진단을 받으셨습니다.

부인은 바짝 마르고 성격이 안달을 잘하는 소음인의 특징이 많은 사람입니다. 위암을 걱정하여 내시경검사를 그동안 해마다 두 번 이상, 그때까지 20번 정도는 받았다고 합니다. 받을 때마다 만성위염이라는 진단을 받다 보니 이제는 내시경검사가 싫어졌다고 했습니다. 이후에 항상 소화가 잘 안 되고 위가 쓰리거나 아플 때가 많아 위장약을 상복했습니다. 그러다 멀리 이사했습니다. 잊고 지냈는데 그로부터 약 3년쯤 지나 전화가 왔습니다. 위암 3기로 수술을 받았다고 했습니다.

참 불운하다는 생각이 들었습니다. 내시경검사를 정기적으로 하는 주된 목적은 위암을 조기에 발견하기 위함입니다. 그 전의 20번 이상 받은 내시경검사는 안 해도 되는 검사이었지만, 이후에는 오히려 정기적인 검사가 필요했습니다. 필요한 시기에 검사를 멀리한 것입니다. 하지만 검사가 필요한 시기가 언제일지를 우리는 알 수 없습니다. 이런 이유로 나이가 들수록 정기적인 검사가 필요합니다. 그사이 없던 증상이 생겨 오래가거나 기존의 증상이 심해지면 반드시 검사로 확인해야 합니다.

두 번째 부인 이야기입니다. 위암을 이야기하다 보니 생각나는 사람이 또 있습니다. 말기 위암으로 진단받고 수술도 약물치료도 불가능했던 50대 부인입니다. 부인에게 스트레스가 많았는지는 알 수 없어도 느긋한 면이 있는 사람이었습니다. 태음인의 특징이 많은 사람으로 저로부터 위장약 처방을 자주 받았습니다.

어느 해의 봄이었습니다. 평소보다 창백한 얼굴로 오셨습니다. 약 3개월 전인 그 전 해 초겨울에 유명 대학병원에서 내시경검사를 받고 만성위염 진단을 받았습니다. 처방받은 위장약을 복용했지만 잘 듣지 않는다고 했습니다. 오히려 저한테 처방받았던 약이 잘 듣는다고 왔습니다. 2주간 복용하고 다시 처방을 받으러 왔는데, 이번에는 약이 잘 듣지 않았다고 했습니다.

처방을 바꾸어 복약하고 2주가 지나 다시 왔습니다. 이번에도 약이 잘 듣지 않는다고 했습니다. 기존 증상이 심해지거나 잘 듣던 약이 듣지 않아도 검사할 필요가 있습니다. 의뢰서를 써 주었습니다. 그러고는 잊고 있었습니다.

계절이 바뀌어 여름에 다시 오셨습니다. 봄에 새로 간 다른 대학병원에서도 위장내시경검사를 비롯한 상복부 정밀 검사를 했는데, 역시 위염이라는 진단으로 처방을 받았다고 합니다. 이번에도 증상이 없어지지 않았다고 했습니다. 그나마 저한테 처방받던 약이 조금은 듣는다고 늘 받던 처방을 요구했습니다. 그러나 그냥 처방해 드리기에는 병색이 깊고 기력 등이 매우 안 좋아 보였습니다. 다시 다른 유명 대학병원으로 보내 드렸습니다.

몇 달이 지나고 초가을에 다시 병원에 오셨습니다. 이번에 간 대학병원에서는 위장내시경검사를 하지 않고 대장내시경과 복부 정밀 검사를 받았는데, 아무런 병이 없어 퇴원했다고 했습니다. 위장 검사를 목적으로 보내 드린 것인데 위장 검사는 하지 않은 것입니다. 아마도 얼마 전에 내시경검사를 받은 다른 두 곳 대학병원의 결과가 만성위염이라 중복 검사를 피한 것 같았습니다. 이번에도 기존의 위장약을 처방해 드렸습니다.

그러고는 연말이 되었을 때 창백한 얼굴로 오셨습니다. 배가 계속 아파 마지막에 갔던 대학병원에서 위장내시경검사를 비롯한 여러 검사를 했는데 위암 말기로 수술도 항암 약물치료도 불가능하다는 말을 듣고 퇴원했다고 합니다. 마지막 위장내시경을 받은 지 약 9개월 만에 말기 위암으로 진단된 것입니다. 참으로 안타깝고 기가 막혔습니다.

이분은 이후로도 자주 처방받으러 오셨습니다. 삶과 죽음의 갈림길에서 5년 넘게 싸우다 돌아가셨는데요. 이분이 생각날 땐 마음이 아픕니다. 항상 웃음을 잃지 않고 오시던 모습이 떠올랐습니다. 삶에 연연하지 않고 꿋꿋하게 사셨습니다.

두 분의 경우와 내 경우를 비교해 보았습니다. 약 반년 전 처음 증상이 생기고 한 달쯤 지나 이상하다고 느낀 시점에 빨리 내시경 검사를 받았더라면 어땠을까요? 초기에 위암을 발견할 수도 있었겠죠. 그러나 두 번째 분의 경우처럼 암이 아직 제대로 형태를 갖추지 못한 상태라면 그냥 위염이라는 진단을 받았을 수도 있습니다. 위염이라는 검사 결과 때문에 이후에도 계속 증상이 나타나도 위염이려니 생각하고 병을 키웠을 수도 있습니다. 어떻게 보면 인명은 재천입니다.

어떤 치료가 있을까?

암 진단을 받으면 마음이 급해집니다. 기다리는 사이에 전이가 되지 않을까 걱정을 많이 하게 되는 것이죠. 진단을 받으면 빨리 치료를 받아야 하지만 조급하게 서두를 필요는 없습니다. 다만 남의 일처럼 대책을 세우지 않고 허송세월 보내서는 안 되겠죠.

수술

◆ **수술로 얻는 이득**

암에 걸리면 먼저 수술을 받는 경우가 많은데요. 암 수술은 종양을 물리적으로 제거하는 것이 목표이지요. 암 수술의 득실은 암의 종류, 진행 정도, 환자의 건강 상태 등에 따라 달라 신중하게 고려해야 합니다.

수술로 얻는 이점은 암을 제거하여 완치하거나 증상을 호전시키거나 기능을 회복시키고, 조직검사를 통해 정확한 진단과 치료 계획을 수립하거나 다른 치료의 보조 치료로 치료 효과를 높일 수 있다는 데 있습니다.

암을 완전히 제거하면 수술로 완치 가능합니다. 전이되었어도 수술하면 증상과 생존율이 크게 좋아질 수 있습니다. 통증을 완화할 수 있으며, 기능을 회복할 수 있습니다. 종양의 조직을 검사하여 암의 정확한 진단과 진행 정도를 판단할 수 있으며 이후의 치료 계획을 보다 정확하게 수립할 수 있습니다. 치료 효과를 높이기 위해 항암 약물치료, 방사선치료, 면역치료 등과 수술을 병행할 수 있습니다.

이처럼 완치 목적으로도, 증상 완화나 기능 회복을 위해서도, 진단과 치료 방향을 결정하기 위해서도, 다른 치료의 효과를 높이기 위해서도 수술을 할 수 있습니다.

◈ **수술로 잃는 손실**

수술의 부작용이나 불이익은 수술 합병증과 신체의 기능 손상입니다. 출혈, 감염, 혈전 형성 등의 합병증이 발생할 수 있으며, 수술한 부위에 따라 소화 장애나 동작 제한과 같은 중요한 신체 기능이 손상될 수 있습니다.

때로는 많이 진행되어 수술로 원발 암을 제거해도, 전이가 많이 된 경우 암이 빨리 자랄 수 있습니다. 수술 상처를 낫게 하고자 분비되는 성장호르몬 등이 남아 있는 암을 빨리 자라게 할 수 있기 때문입니다.

이외에도 긴 시간 동안 통증과 불편함과 일상생활의 제한으로 아까운 시간을 소비할 수 있습니다. 완전히 제거하지 못하면 재발 우려가 있고 비용 부담도 큽니다.

암 수술의 득과 실은 환자의 상태, 암의 종류와 진행 정도, 전반적인 건강 상태 등에 따라 다릅니다.

항암 약물치료

항암 약물치료가 필요한 주된 이유는 암세포를 죽이고, 암의 크기를 줄이고, 증상을 줄이고, 전이와 재발을 방지하고, 다른 치료에 병행하여 효과를 높이기 위해서입니다.

항암 약물치료는 암세포를 공격하고 파괴하는 목적으로 사용하지만, 정상 세포에도 영향을 미쳐 다양한 부작용을 유발할 수 있습니다.

일반적으로 피로, 구역질 및 구토, 식욕 부진, 영양 부족, 면역력 저하, 구내염, 설사 또는 변비, 탈모가 생길 수 있습니다.

항암제에 따라서 간, 신장, 심장, 신경계, 피부, 내분비계 독성이 나타날 수 있습니다. 또한 장기간 항암제를 사용하면 다른 새로운 암의 원인이 될 수도 있으며, 심폐기능이 약해지고, 신경통이나 불임 같은 생식 기능이 나빠질 수 있습니다.

이런 부작용이 힘들 수 있지만, 항암 약물치료를 받아야 할 때는 제대로 받아야 합니다. 다만 잔존 암을 박멸시키겠다는 목적만으로 하는 과한 치료는 생각해 볼 필요가 있습니다.

◆ 항암 약물치료의 부작용

항암 약물치료는 암세포를 파괴하는 치료법으로, 암세포뿐만 아니라 정상 세포에도 영향을 미쳐 다양한 생리 변화를 유발할 수 있습니다. 이러한 변화는 약물의 종류, 용량, 투여 방식 및 환자의 전반적인 건강 상태에 따라 다를 수 있습니다.

주로 골수의 혈액세포 생성 기능이 억제됩니다. 백혈구 수가 감소하여 면역력이 떨어지고, 적혈구 수가 감소하여 피로, 어지러움, 숨 가쁨 등의 빈혈 증상이 나타날 수 있으며, 혈소판이 감소하여 출혈과 멍이 쉽게 생길 수 있습니다.

항암제가 소화기 점막을 자극하여 구역질, 구토, 설사 또는 변비, 식욕 부진, 구내염이 잘 생깁니다. 피부 증상으로 탈모, 피부 건조 및 발진, 손발의 부종 발적 통증 궤양이 생길 수 있습니다.

이외에도 말초 신경병증으로 손발 저림, 무감각, 통증이 생기고, 생식세포에 대한 손상으로 인해 불임이 발생할 수 있습니다. 간혹 심부전, 부정맥 등이 발생할 수 있으며, 항암 치료의 스트레스와 불안으로 우울증이 생기기도 합니다.

◈ 항암 약물치료할 때 부족해지기 쉬운 영양소

항암 약물치료는 신체에 큰 부담을 주며, 이로 인해 특정 영양소가 부족해지기 쉽습니다. 치료 중 영양 상태를 잘 관리하는 것은 회복과 치료 효과를 높이는 데 매우 중요합니다.

항암 약물치료 시 부족해지기 쉬운 주요 영양소는 단백질, 비타민, 미네랄, 필수 지방산, 수분, 전해질 등입니다.

항암 약물치료의 부작용으로 구역, 구토, 소화 장애, 식욕 저하 등이 나타날 수 있으며, 이로 인해 영양성분이 부족해지고 체력과 면역력이 떨어지기 쉽습니다.

항암 치료를 받는 동안 잘 먹어야 합니다. 때로는 영양성분을 가미한 수액주사도 맞는 것이 좋으며, 한약을 겸하는 것도 도움 됩니다. 그러나 산삼이나 인삼 녹용은 오히려 해가 될 수 있습니다.

면역 관문 치료제

면역 관문 치료제는 면역 세포가 면역을 회피하는 암세포를 효과적으로 공격할 수 있도록 하는 항암 치료제입니다. 면역 관문은 면역 반응을 결정하는 단백질입니다. 암세포는 면역 관문을 교란해 면역 세포가 공격하지 못하도록 막습니다. 면역 관문 치료제는 이러한 암세포의 회피를 방지하여 면역 세포가 암세포를 공격할 수 있게 합니다.

면역 관문 치료제는 다양한 암종에서 효과가 있으며, 특히 전이성 암이나 기존 치료에 반응하지 않는 암에서도 사용되고 있습니다. 하지만 모든 환자에게 효과가 있는 것은 아닙니다.

◆ **면역 관문 치료제의 부작용**

일반적인 부작용으로 다른 항암 약물처럼 피로하고, 발진, 가려움증, 피부 건조, 색소 침착 등과 같은 피부 부작용이 생기고, 설사, 복통, 구역질, 구토, 식욕 부진과 같은 위장관 문제, 기침, 숨 가쁨, 흉통 등과 같은 호흡기 증상이 나타납니다.

심각한 부작용으로 면역 관문 치료제는 면역 시스템을 과도하게 활성화하여 신체의 정상 조직을 공격하게 할 수 있습니다. 이는 다양한 자가면역 반응을 일으켜 심각한 부작용을 초래할 수 있습니다.

피부발진이 심해지고 벗겨지고 물집 등이 생길 수 있으며, 심한 설사와 복통을 동반한 장 염증과 간염으로 황달, 간 효소 수치 상승 등이 나타날 수 있습니다. 이외에도 갑상선, 뇌하수체, 췌장이 손상되고, 심폐기능이 나빠지고 신경 손상으로 마비, 감각 이상, 근력 약화 등이 나타날 수 있습니다.

방사선치료

방사선치료는 방사선을 이용해 암세포를 죽이는 치료입니다. 완치하거나 암을 쪼그라들게 하거나 잘 자라지 못하게 하는 치료 방법입니다. 또한 수술 후의 재발과 전이를 방지하고, 증상을 완화하고, 다른 항암 치료의 효과를 높이기 위해서도 합니다.

방사선치료는 다양한 종류의 암에 효과가 있습니다. 암의 종류, 있는 곳, 크기, 진행 정도 그리고 환자의 전반적인 건강 상태에 따라 치료를 할 수 있습니다.

주로 유방암 수술 후 재발 방지, 국소 전립선암의 치료, 전립선암의 수술 후의 보조 치료로 사용되며, 비소세포 폐암과 소세포 폐암 모두에서 사용될 수 있는 치료 방법입니다. 이외에도 두경부암, 뇌종양, 자궁경부암, 직장암, 림프종, 피부암, 간암, 골암 등에 이용할 수 있습니다.

◈ 방사선치료의 부작용

방사선치료는 암 치료에 효과적이지만, 부작용이 발생할 수 있습니다. 부작용은 치료 부위, 방사선의 양, 치료 기간 및 환자의 전반적인 건강 상태에 따라 다를 수 있습니다.

일반적인 부작용으로 피로하고, 피부 변화로 건조하고, 가렵고, 붉어지고, 심하면 궤양이 생길 수 있습니다.

복부를 치료하면 구역질, 구토, 설사, 복통 등의 소화기 증상이 생길 수 있는 것처럼 치료한 부위에 따라 다양한 부작용이 생길 수 있습니다.

장기적인 부작용으로 2차 암이 생길 수 있고 영구적인 조직 손상과 호르몬 변화 불임 등의 부작용이 생길 수 있습니다.

◆ 방사선치료 시 필요한 영양소

방사선치료 시 필요한 영양소는 손상된 조직의 회복과 면역기능 강화를 위해 무엇보다 단백질이 많이 필요합니다. 이외에도 항산화제가 풍부한 식품과 비타민 A, D, E와 C와 B 그리고 철분, 칼슘, 마그네슘 등의 미네랄과 충분한 수분과 전해질이 필요합니다.

양성자 치료와 중입자 치료

◆ 양성자 치료기

양성자 치료는 양전하를 띠고 있는 양성자를 사용하여 암세포에 정확하게 에너지를 전달하여 암세포를 파괴하는 치료법입니다.

양성자는 특정 깊이에서 급격하게 에너지를 방출하여 종양에 최대한의 에너지를 전달하는 '브래그 피크(Bragg Peak)' 현상을 이용합니다. 양성자가 종양 부위에서 에너지를 집중적으로 방출하고, 주변 정상 조직에는 최소한의 에너지만 전달하게 합니다.

정상 조직에 대한 방사선 노출을 최소화할 수 있고, 부작용이 적으며, 성장 중인 조직에 대한 손상을 최소화할 수 있어 소아암 치료에도 적합합니다. 반면에 고가의 장비와 시설 비용으로 설치한 곳이 많지 않고, 고비용의 치료법입니다.

◆ 중입자 가속기

중입자 치료는 중입자인 탄소 이온을 사용하여 암세포를 파괴하는 고정밀 방사선 치료법입니다. 탄소 이온은 양성자보다 무겁고 에너지가 높아 암세포를 더 효과적으로 파괴할 수 있습니다. 양성자 치료와 비슷하지만 더 높은 생물학적 효과를 가지고 있습니다.

중입자 치료는 에너지를 종양에 집중적으로 전달합니다. 중입자가 특정 깊이에서 에너지를 대부분 다 방출하여 암세포를 파괴합니다. 이로 인해 종양 부위에만 높은 에너지를 전달하고 주변 정상 조직에는 최소한의 손상을 주게 됩니다. 양성자 치료와 마찬가지로 '브래그 피크' 현상을 이용합니다.

매우 정밀하고, 방사선 저항성이 있는 암세포나 재발 등으로 수술 치료가 어려운 암에도 효과적이며, 정상 조직에 대한 방사선 노출이 적어 부작용이 매우 적고, 소아암 치료에도 적합합니다. 반면에 매우 고비용의 치료법이며 설비와 운영비가 많이 듭니다. 치료 시간이 길고, 여러 번의 치료가 필요할 수 있습니다.

내가 받은 치료

위암 수술을 받았습니다. 다행히 수술이 잘 되었습니다. 수술로만 안심하기에는 병이 조금 진행되었습니다. 항암 약물치료도 받아야 했습니다. 약물치료는 정말 싫었습니다. 수술로 제거되지 않고 혹시 남아 있을지도, 퍼졌을지도 모르는 잔존 암에 대한 치료가 필요했습니다. 불여튼튼이 목적입니다. 항암 약물치료를 하지 않는 대신 지금껏 살아온 생활 습관을 확 바꾸기로 했습니다.

수술을 받다

암 진단을 받으면 마음이 급해집니다. '빨리 수술받지 못해 퍼지고 결과가 나빠지지 않을까?'라고 하는 조급함이 생기고, '수술을 가장 잘하는 의사가 누구지?'라며 찾게 됩니다.

두 가지를 충족하기는 어렵습니다. 모든 암 환자가 가장 수술을 잘하는 의사를 찾다 보니 순서가 오려면 한참 기다려야 합니다. 그사이에 암이 자라고 퍼져서 제아무리 유능한 의사라도 제대로 수술하기 어렵게 됩니다.

이런 이유로 빨리 수술을 받을 수 있는 것이 먼저일 때도 있습니다. '빨리'와 '유능함'이 충족되는 병원의 의사가 나에게는 가장 수술을 잘하는 의사입니다.

저의 어머니는 70대 중반에 검진 센터에서 위암 진단을 받고 이 둘을 충족하는 개인 병원에서 위암 수술을 받았습니다. 지금은 아흔이 넘었는데도 재발하지 않고 잘살고 계십니다.

저는 대학병원에서 종합검사를 받고 위암 진단을 받았습니다. 운이 좋게도 자타가 공인하는 가장 수술을 잘하는 교수님의 수술을 받았습니다. 수술받은 지 7년째인 지금은 건강합니다. 항상 교수님께 감사하는 마음입니다. 결론적으로 저의 어머니와 저는 가장 잘하는 의사로부터 수술을 받았습니다. 누가 수술해서 그런 것이 아니라 가장 빨리 가장 좋은 의사에게서 수술을 받은 것입니다.

가장 잘하는 수술은 암이 퍼지기 전에 받는 수술입니다. 암은 조기 발견이 중요합니다. 나이 들수록 정기 검진이 필요합니다.

항암 약물요법

　실밥도 제거하고 외과적인 치료가 잘 끝났습니다. 종양내과로 바꾸어 진료하게 되었습니다. 병기로 보면 IIA 위암이었지만, 림프절 2곳으로 퍼진 상태라 SEER 기준으로는 국소 위암이라고 보기보다는 좀 진행된 지역적 위암이었습니다.

　더구나 암세포의 유형이 반지세포암이라 예후가 더 나쁩니다. IIA기 반지세포암인 경우 5년 생존율이 약 30~50%, IIB 기이면 약 20~40%로 나빠집니다. 이처럼 수술만으로는 경과가 좋지 않을 수 있었습니다. 항암 약물치료가 필요하다고 했습니다. 혹시 전이되거나 남아 있을 수 있는 잔존 암을 뿌리 뽑기 위해서였습니다.

　뿌리를 뽑기 위해 항암 약물치료나 방사선치료 또는 둘 다 하는 경우가 있습니다. 암을 줄이거나 완전 박멸할 수도 있습니다. 포격을 받은 곳인 내 몸이 회복될 수 있으면 해 볼 수 있는 치료입니다. 약물치료는 어디 숨었을지도 모르는 암이라는 적군을 향해 전신을 포격하는 것이며, 방사선치료는 암이 있거나 있는 곳으로 추정되는 부위에 집중적으로 대포를 쏘아 대는 것과 같습니다.

　적군인 암을 뿌리 뽑는 방법이지만, 대포로 아군과 주민들인 내 몸의 세포도 피해를 볼 수밖에 없습니다. 병의 진행 정도와 환자의 체력 등을 따져 치료를 권유받게 됩니다. 체력이 약한 경우 무리한 치료가 오히려 해가 되는 경우가 있습니다.

저는 고민 끝에 항암 치료를 받지 않았습니다. 이런 결정을 아내도 존중해 주었습니다.

뿌리를 내리지 못하게 하는 방법도 있습니다

잔존 암이 뿌리를 내리지 못하게 해야 합니다. 면역력을 키우고, 암 친화적인 종양 미세환경이 잘 만들어지지 못하게 하는 방법입니다.

암 환자가 된 사람의 면역력은 약합니다. 암 환자의 면역력으로는 잔존 암을 이길 힘이 모자랍니다. 더구나 수술로 위를 잘라내면 중심 체온이 낮아져 면역력이 더 떨어집니다. 철분이나 일부 영양소를 흡수하는 능력도 떨어져 면역력에 나쁜 영향을 미칩니다. 이런 이유로 암 환자가 면역력을 키우려면 많이 노력해야 합니다. 식습관과 생활 습관을 완전히 바꾸어야 합니다.

면역력 이외에도 종양 미세환경이 중요합니다. 면역력이 군인이나 경찰이라면, 종양 미세환경은 암의 주변 환경으로 주민과 같습니다. 군인이나 경찰의 손길이 미치지 못해도 주민들이 잘살면 적군이 뿌리를 내리기 어렵습니다. 동조해 주는 불만 세력이 있어야 적군이 뿌리를 내릴 수 있는 것처럼 암도 뿌리를 내리려면 종양 친화적인 종양 미세환경이라는 주변 조직이 필요합니다. 만성 미세염증이 있는 조직이 종양 친화적 미세환경으로 바뀌기 쉽습니다. 스트레스가 많거나 장 건강이 나쁘면 만성 미세염증이 생기기 쉽습니다.

반대로 일일 간헐적 단식은 암세포로 변할 수 있는, 약해진 세포를 줄일 수 있는 하나의 방법이 됩니다. 간헐적 단식을 하면 에너지가 부족한 상태가 생깁니다. 먼저 부족한 에너지의 재료로 염증이 생긴 부위나 약해진 구조물을 녹여 에너지로 사용하고, 새로 흡수한 영양소로 건강한 세포나 구조물을 다시 만듭니다.

그러나 모든 것에는 양면성이 있습니다. 좋은 점과 나쁜 점이 같이 있습니다. 좋은 것이 클 때는 좋은 것으로, 나쁜 점이 클 때는 나쁜 것으로 받아들입니다. 좋은 것이라도 너무 많이 취해 도가 지나치면 더 좋아지지는커녕 오히려 나쁜 점이 모여 모습을 나타냅니다. 이런 이유로 과유불급이라는 말도 있습니다. 암을 예방하거나 잔존 암을 없애기 위해서는 일일 간헐적 단식이나 소식이 좋지만, 이미 암이 자리를 틀고 자랄 때는 면역력을 키우기 위해 오히려 잘 먹어야 합니다.

이러기 위해 기존의 식습관과 생활 습관을 완전히 개선해야 합니다. 면역력을 키우고 종양 미세환경이 잘 만들어지지 않게 하기 위해서는 한약의 도움도 받는 것이 좋습니다. 뜸, 심부 온열치료, 맨발 걷기, 물 치료 등도 도움이 됩니다.

암은 의학적 치료가 먼저입니다

약 10년 전의 일입니다. 컨설팅 사업을 하는 지인의 사무실로 놀러 갔다가 사업차 방문한 60대 중반의 재미사업가를 만났습니다. 모 대학병원에서 위암으로 진단받고 수술을 권유받았답니다. 내시경 사진을 보여 주는데 위암 중기쯤으로 보였습니다. 수술받으면 경과가 좋을 것처럼 보였습니다.

사업가는 민간요법으로 치료하고 있었습니다. 암 치료를 잘한다고 소문난 도인이 약간 노란빛이 도는 회색의 진한 액체를 주면서 이걸 마시면 수술을 안 해도 위암이 완치된다고 했답니다. 복용하면서 입맛이 돌고, 기운도 나고, 도인 말대로 암이 낫고 있다며 도인의 말을 맹신했습니다. 증상이 좋아졌다고 병이 호전된 것은 아닌데도 말입니다.

이런 지가 몇 달 되었다고 합니다. 여전히 대학병원의 의사가 지금이라도 수술을 받으라고 연락이 온다고 했습니다. 저도 수술을 꼭 받아야 한다고 말해 주었지만, 그는 의사의 말보다 도인의 수술받지 않아도 된다는 말을 신뢰했습니다.

그리고 약 1년이 지난 뒤 운명하셨다는 소식을 접했습니다. 의사의 말대로 수술을 받았으면 완치가 되었을 텐데 적극적으로 말리지 못한 것이 후회되었습니다. 이렇게 세상에는 별의별 사람이 다 있습니다.

별난 사람 중에는 의사도 있습니다. 위암 진단을 받은 후배 의사가 있습니다. 그가 항암 치료는 아예 하지 않고 면역력을 키우기 위해 지리산인가 어디에서 약초와 맨발 걷기를 해서 나았다는 소문이 들려왔습니다. 이런 지가 10년 가까이 되어 가지만 후배 의사는 아직도 잘 근무하고 있습니다.

후배 의사처럼 몸에 대한 지식이 충분한 사람이 민간요법의 장점을 취해 치료하는 것과 사업가처럼 의학적 지식이 부족한 상태에서 민간요법만을 맹신하고 받는 것에는 차이가 크게 납니다.

나의 선택

이후 몇 년이 지나 저는 위암에 걸렸고, 수술을 받았습니다. 말하자면 적의 대부분을 수술이라는 포클레인으로 제거했습니다. 남아 있거나 도망갔을지도 모르는 암세포인 적을 없애기 위해 항암 약물치료인 토벌대를 투입하는 것이 좋다고 했습니다.

병기로 보면 IIA기라고 했지만, IIB기일 수도 있습니다. SEER 기준으로는 국소 위암이 아닌 지역적 위암입니다. 주치의 교수님 말처럼 항암 약물치료를 받는 것이 5년 생존에 도움이 됩니다. 그러나 5년 생존을 넘어 건강하게 살기 위해서는 토벌대인 항암 약물로 민간인인 건강한 세포를 다치게 하면 안 된다고 판단했습니다.

치료에도 과유불급이 있습니다. 암이 이미 전이되었다 해도 암세포를 때려잡기 위한 항암 약물치료가 좋은 것만은 아닙니다. 전이의 가능성이 있으면 약물치료가 필요하지만, 전이되었어도 항암 약물치료 없이 먼저 몸을 돌보는 것이 필요할 때가 있습니다. 몸이 많이 약해진 경우는 항암 치료가 너무 부담되면, 어쩔 수 없이 먼저 면역력과 체력을 키워야 합니다.

그러나 암에 걸린 사람은 웬만큼 면역력을 키우는 노력을 해도 암을 이기지 못할 가능성이 큽니다. 암 환자는 암에 걸리게 만든 자신의 저질 체력과 잘못된 습관에 익숙합니다. 암에 걸릴 정도로 면역력이 약해져 있어도 모르고 지내왔습니다. 암을 이길 수 있을 정도로 면역력을 키우려면 생각보다 더 많이 노력해야 합니다. 이런 이유로 항암 약물치료라는 의학적 치료를 선택하는 것이 안전한 길입니다.

의학적 지식이 풍부하지 않은 대부분의 사람은 항암 치료를 제대로 받아야 합니다. 항암 치료가 능사는 아니므로 치료를 받더라도 올바른 생활 습관과 식습관 등의 철저한 관리와 교감신경의 과 항진이 생기지 않게 무리하지 말고 마음 관리도 잘해야 합니다. 저나 먼저 소개한 K 회장처럼 항암 약물치료 중간이나 약물치료가 끝난 뒤에 한약 치료를 겸해 보는 것도 좋습니다.

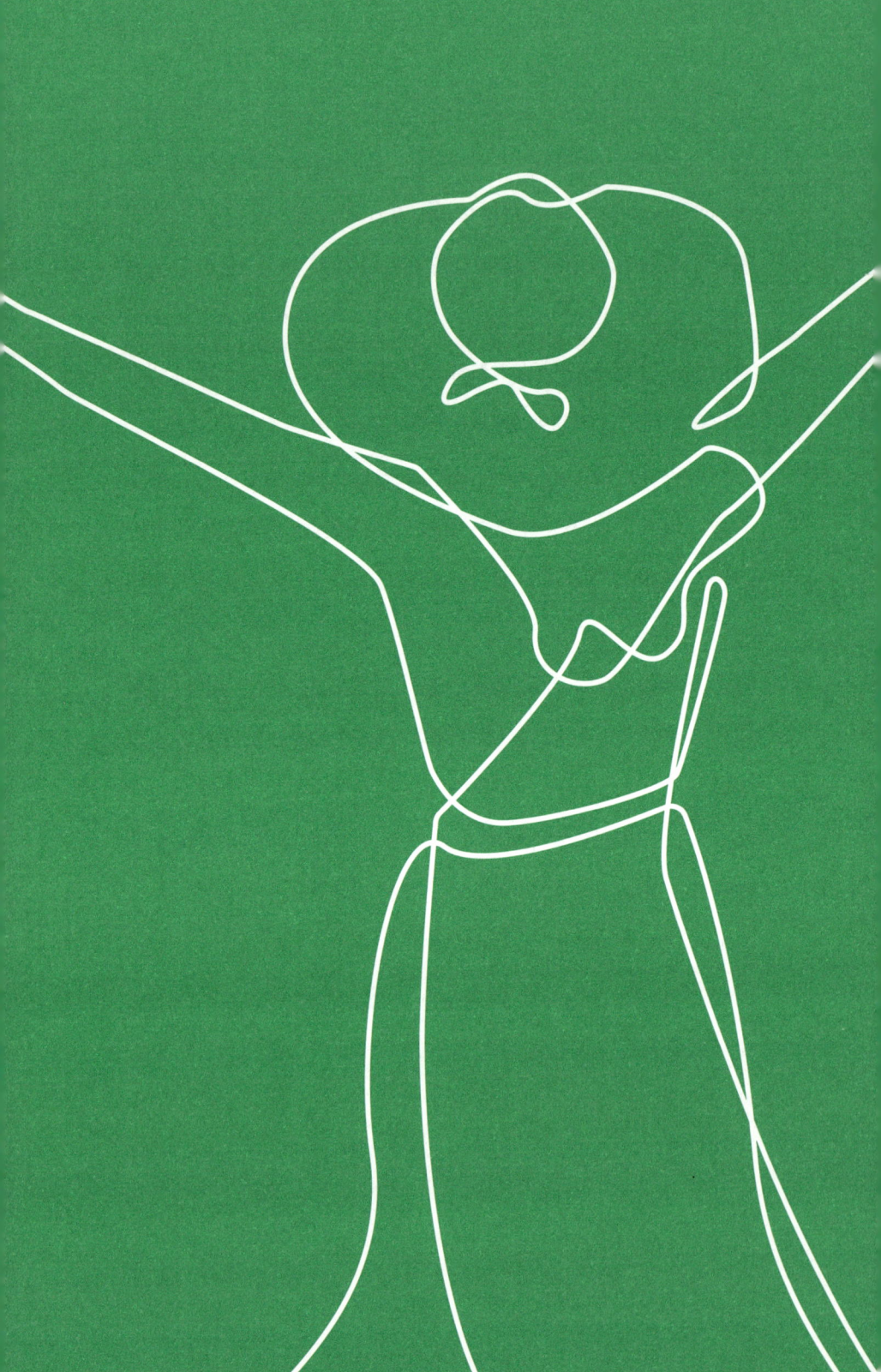

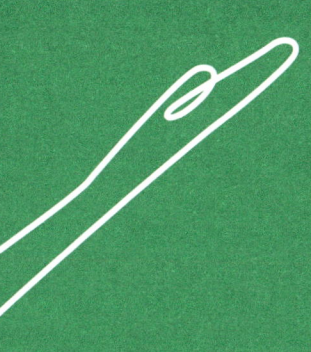

암 진단을 받은 후 5년이 지나면
본인 부담을 줄여 주는 제도인
'중증 질환 산정 특례'의 혜택을 받지 못하게 됩니다.
이런 통지서를 받게 되면 완치된 듯 기분이 좋아지게 됩니다.
물론 5년 생존이
암으로부터 졸업을 의미하지는 않습니다.

2.
어떻게 극복했을까?

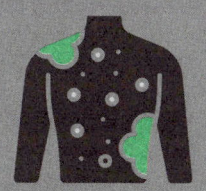

중증 질환 산정특례자 졸업 통지서를 받기까지

이처럼 기분이 좋을 수가 있을까요? 자격정지통보서를 받았는데도 말이죠. 중증 질환 산정특례자 자격정지통보서는 축하 통지서입니다.

병원에 정기적으로 1년간 다녔습니다

암 수술을 받고 정기적인 검사가 필요합니다. 처음 한동안은 수술의 합병증도 신경 써야 하지만 더 중요한 것은 수술한 곳에 다시 암이 생기는지, 혹 다른 곳으로 전이되었는지, 다른 새로운 암이 생기는지를 추적할 필요가 있기 때문입니다.

약을 먹지 않았기 때문에 골수, 간, 신장 기능 등이 나빠질 이유가 없었습니다. 더구나 체중이 10kg 가까이 줄었고, 수술 후 4도 3촌 생활을 하면서 건강 회복을 위한 노력 등으로 고지혈증 내당능장애 등의 대사증후군이 많이 호전되었습니다.

추적 관찰을 하다 내시경검사를 다시 받았습니다. 이번에는 식도이형성증이 있다고 진단받았습니다. 복부 CT 검사를 받았는데, 가슴 CT 검사를 또 받아야 한다고 했습니다. 검사받기가 싫었습니다. 다른 곳에도 암이 생기면 운명으로 받아들이려고 했습니다.

대신 체력과 면역력을 키우는 노력을 더 열심히 하기로 했습니다.

4도 3촌 생활을 시작했습니다

몸은 좋지 않아도 진료는 계속해야 했습니다. 실밥도 풀지 않은 상태에서 백 리도 더 되는 길을 오가며 왕진해야 했습니다. 힘에 부치는 일들이 있기 마련입니다. 건강 회복을 위한 특별한 노력이 필요했습니다. 이래서 4도 3촌 생활을 시작했습니다.

경제적으로는 어려웠지만, 몸을 먼저 추슬러야 했기 때문입니다. 주중에는 진료하고, 주말에는 강원도 평창의 오대산으로 갔습니다. KTX를 타고 진부오대산역에 내리면 공기부터 달랐습니다. 기분이 너무 좋아졌습니다.

오대산에는 전나무가 많습니다. 전나무 향을 맡으면 기분이 좋아집니다. 이렇게 전나무 향으로 호강하게 해 준 사람이 있습니다. 평창의 깊은 산골 외딴곳에서 '산속 카페'를 하는 지인입니다. 지인은 퇴원을 축하해 주면서 오대산에 거처를 소개해 주었습니다. 지인은 몇 년 전에 간암 수술을 받았습니다.

이렇게 4도 3촌의 생활이 시작되었습니다. 월, 화, 수, 목은 서울에서 근무하고 금, 토, 일은 오대산에서 잤습니다. 월요일에 첫 KTX 열차로 출근하고 금요일 저녁에 KTX 열차를 타고 오대산이 있는 진부로 갔습니다. 오대산의 전나무 향을 맡으며 때로는 맨발로도 걸었습니다.

열심히 걸었습니다. 처음에는 100m를 걷기도 힘들었습니다. 그러다 점점 노력하여 4개월쯤 지났을 때는 상원사(해발 약 1,100m)에서 적멸보궁을 거쳐 오대산 정상인 비로봉(해발 1,565m)까지 등산도 하게 되었습니다. 이런 무리한 등산이 좋지 않지만, 체력을 테스트해 보고 싶어 한 번 도전해 보았습니다. 서울에는 가까운 곳에 걷기 좋은 곳이 없어 퇴근길 도로를 따라 4km 정도를 걸었습니다. 이후에는 높은 산 등산과 같은 무리한 운동은 하지 않았습니다.

피톤치드를 듬뿍 마시다

KTX를 타고 진부역에 내리면 공기부터 다릅니다. 공기가 맑기도 하지만 피톤치드가 풍부해 코에 스치는 느낌이 시원합니다.

피톤치드는 phyto(plant 식물)+ceed(cide 죽이다)의 합성어입니다. 식물은 생존 경쟁에서 살아남기 위해 해충이나 다른 식물의 생존을 방해하는 피톤치드라는 물질을 분비하는데, 이 피톤치드가 인간에게는 스트레스를 줄이고 면역 기능을 좋게 만듭니다.

피톤치드가 풍부한 환경에 있으면 스트레스 호르몬 수치가 낮아지고 마음이 안정됩니다. 암 환자의 경우, 마음이 안정되고 스트레스가 감소하면 치료에 도움이 될 수 있습니다.

피톤치드가 풍부한 곳에는 산소가 많아 신체의 산소 포화도를 높일 수 있습니다. 산소가 부족하면 암세포는 정상 세포보다 활력을 잘 유지하지만, 산소가 풍부하면 암세포보다 면역 세포를 비롯한 정상 세포의 활력이 상대적으로 더 좋아집니다. 이로 인해 건강과 면역력이 좋아집니다. 그리고 피톤치드와 충분한 산소는 바이러스 감염이나 암세포를 부수는 자연살해(NK)세포의 기능이 좋아진다는 연구도 있습니다.

그러나 피톤치드가 풍부한 곳은 깊은 산골이라, 중증 암 환자는 응급 상황이나 여러 가지 이유로 병원이 가까운 곳에 사는 것이 더 좋습니다. 피톤치드로 얻는 득보다 병원이 가까워 얻는 득이 더 크기 때문입니다. 그리고 피톤치드만으로 암을 완치시킬 정도로 면역력을 키우지는 못합니다.

운동

수술 후 5년 정도는 주로 걸었습니다. 수술 후 첫해 주말에는 오대산 전나무길, 다음 해 주말에는 지리산 둘레길을 걷기도 했습니다. 주중에는 근무하고 퇴근길 4km를 걸었습니다. 이후에는 아침에 학교 운동장을 걷고 주말에는 해발 300m 정도인 가까운 산에 다녔습니다. 무리한 운동이 오히려 해로울 수 있기 때문입니다.

암 환자의 적절한 운동은 치료 단계와 전반적인 체력에 따라 다릅니다. 의료진과의 상담을 통해 암 환자의 건강 상태와 체력 수준에 맞는 맞춤형 운동 계획을 세우는 것이 중요합니다. 피로를 줄이고, 체력과 근력을 키우고, 삶의 질을 높이고, 불안이나 우울감을 줄이고, 면역력을 키우는 데 운동이 도움 됩니다.

맨손 체조, 요가와 같은 유연성 운동은 근육의 긴장을 완화하고, 관절의 유연성을 높이며, 심리적 안정으로 신체적, 정서적 스트레스 관리에 도움을 줄 수 있습니다. 치료 중이거나 회복 단계에 있는 환자들도 할 수 있습니다. 맨손 체조나 스트레칭 같은 유연성 운동만으로도 큰 도움이 됩니다.

유산소운동은 심혈관 건강을 유지하고 전반적인 체력을 키울 수 있습니다. 코로 숨 쉴 수 있을 정도의 가벼운 유산소운동은 회복 단계에 있는 환자들에게 적합할 수 있습니다. 유산소운동도 숨이 벅찰 정도로 강도를 높이면 근력 운동이 됩니다.

이런 운동도 시간이 지나면서 점점 느슨해졌습니다. 더불어 팔다리도 나이의 영향으로 점점 약해졌습니다.

아내가 마련한 식단

아내는 매일 매끼 정성스럽게 새로운 밥을 해 주었습니다. 대상포진의 후유증으로 몸이 불편한데도 말입니다. 저는 아내의 정성으로 '삼식이'가 되었습니다. 주로 산나물과 채소 그리고 버섯을 위주로 먹고, 단백질 보충을 위해 70g 정도의 염소 고기나 생선 때로는 좋은 달걀 한 개를 곁들여 소식했습니다.

암의 회복과 재발 방지를 위해서는 음식이 중요합니다. 영양이 균형 잡힌 식사는 면역력을 강화하고 체력을 회복하는 데 도움이 됩니다. 다음은 암 회복기의 식단을 구성할 때 고려해야 하는 내용으로 영양사나 의사와 상의하여 건강 상태에 맞는 식단을 계획하는 것이 중요합니다.

　현미와 같은 도정을 적게 한 곡물과 콩과 같은 잡곡은 소화를 고려해 조금씩 섞어 먹었습니다. 이런 곡물에는 섬유질이 풍부하여 장 건강, 만성염증, 면역력 등에 도움이 됩니다. 또한 혈당지수가 낮아 오랫동안 포만감을 줄 수 있습니다. 곡물의 껍질에 있는 렉틴이라는 물질이 위장장애를 유발하므로 가능하면 물에 불리고 잘 익힌 후 오래 씹어 먹었습니다.

　암 환자에게 단백질이 중요합니다. 단백질은 신체의 조직을 복구하고 면역 체계를 강화하는 데 필수적입니다. 붉은 고기는 적게 먹는 대신 가금류, 달걀, 생선, 유제품, 콩류, 견과류 및 씨앗류 등이 좋습니다. 고기나 가금류와 달걀이나 생선을 매일 60~100g 정도 먹는 것이 좋습니다. 다만 유당불내증이 있는 경우 유제품을 제한해야 합니다.

　오메가3 지방산과 같은 건강한 지방은 심혈관질환을 예방하고 염증을 줄일 수 있습니다. 연어를 비롯한 등푸른생선, 아마 씨, 호두, 올리브유 등의 견과류와 씨앗이 좋습니다. 생선을 자주 먹으려고 노력했고, 들기름도 매일 조금씩 먹었습니다.

　과일과 채소는 비타민, 미네랄, 섬유질, 항산화제가 풍부하여 건강에 좋습니다. 염증을 줄이고, 자연 치유 능력을 키울 수 있습니다. 그러나 단 과일을 너무 많이 먹으면 대장의 유해균이 잘 자랄 수 있고, 중성지방이 오르면서 지방간이 심해지고 내장지방이 증가할 수 있습니다. 과일도 너무 많이 먹는 것은 좋지 않습니다. 시퍼렇게 잘 자란 채소에는 질소 성분과 니트로소아미드라는 발암 성분이 들어 있을 수 있어 야생 산나물을 자주 먹었습니다.

이외에도 물을 자주 마시는 것이 좋습니다. 탈수를 예방하고, 소화를 돕고, 독소를 몸 밖으로 배출하는 데 필수적입니다. 가공식품, 설탕 식품 그리고 지나치게 기름진 음식은 염증을 촉진하고 전반적인 건강을 해칠 수 있으므로 피했습니다.

이런 노력과 물 수련, 한약 등의 도움으로 졸업하게 되었습니다.

의학적 치료 이외에 한 치료

암에 좋다는 민간요법을 따라 한 것이 아닙니다. 나름대로 일리가 있는 좋은 공기와 맨발 걷기와 물 수련을 했고 한약을 많이 먹었습니다. 한약은 만성 미세염증을 없애고, 종양 미세환경을 개선하고, 몸을 따뜻하게 만듭니다.

오대산에서 지리산으로

새해가 되면 남산에 올라가거나 정동진이나 동해 바닷가로 해돋이 여행을 가는 사람이 있습니다. 지인 중에 이런 여행을 좋아하는 사람이 있었습니다. 저도 여행을 좋아해 이분과 다니면 기분이 좋았습니다. 수술받고 오대산에 자주 다니던 그해 이분이 연말에 바다가 아닌 지리산으로 같이 가 보지 않겠냐고 했습니다. 그렇게 지리산과 인연이 맺어졌습니다.

지리산으로 가는 중에 지인에게 물었습니다. 차가 통제되는 한겨울에 지리산으로 해돋이를 보러 간다는 것이 가능한지가 의문이었습니다. 여행 자체를 좋아해 왜 가는지, 무엇을 보러 가는지 미리 물어보지 않았습니다. 지인은 지리산 자락의 어느 집에 조그만 우물이 있는데 그 물을 몸에 뿌리면 한 해 운이 좋아진다고 했습니다. 이런 것을 믿어서가 아니라 테마가 있는 여행은 재미있습니다.

날이 많이 저물어 남원시 운봉의 지리산 아래에 있는 목적지에 도착했습니다. 주인인 듯한 잘생기고 말쑥한 차림의 50대 중반의 남자가 마당에서 기다리고 있었습니다. 이 밤에 왜 바깥에 계시느냐고 물었습니다. 그러자 남자는 세계적인 명의가 오실 시간이라 기다리고 있다고 했습니다. 우리 일행 중에 의사는 나밖에 없는데 '또 오는 손님이 있는가 보다'라고 생각했습니다.

주인은 우리 일행을 다실로 안내했습니다. 저를 보더니 일곱 번은 얼굴색이 바뀌어야 살 수 있다고 하며 잘 오셨다는 말을 덧붙였습니다. 내가 의사이면서 한의사인 것은 물론 위암 수술을 했다는 사실을 모르는 분이 던진 이야기는 충격적이었습니다.

물 수련

다음 날 우물에 가는 줄 알고 모였습니다. 다른 일행 서너 명과 함께 차를 타고 이디론가 갔습니다. 도착해 보니 우물이 아닌 계곡물이 흐르는 깊은 산 속이었습니다. 우리더러 처음 오신 분들이니 발목까지 계곡물에 담그라고 했습니다. 우물물로 씻는 것이 아니라 계곡물에 담그러 온 것입니다. 계곡물은 한여름에도 차서 담그면 손을 애는 것처럼 아픈데, 한겨울에 깊은 산속 계곡물에 발을 담근다는 것은 상상을 초월하는 고통이었습니다.

"나 못해!" 하는 비명을 지르면서 3초도 견디지 못하고 바로 물 밖으로 나왔습니다. 아내도 바로 따라 나왔습니다. 칼로 도려내는 고통이었습니다. 먼저 온 다른 일행은 무릎까지 담그고 있었습니다. 같이 온 지인은 고통으로 일그러진 얼굴이 되었지만 이를 악물고 15분간 계속 발을 담그고 있었습니다. 정말 대단한 사람이었습니다.

가볍게 물을 뿌리는 줄 알았는데 그게 아니라서 그냥 돌아오고 싶은 마음이 들었습니다. 그러나 저녁에 다시 담그러 간다고 할 때는 지인이 할 수 있으면 나도 할 수 있다는 오기가 생겼습니다. 이번에는 이를 악물고 해냈습니다. 3초도 버티지 못했던 내가 15분을 견뎌 낸 것이었습니다. 살을 도려내는 것 같은 고통을 견딘 것은 나를 이겨 보기 위해서였습니다.

이렇게 물 수련이 끝나면 다실에 모여 담소와 함께 따뜻한 보위차를 마셨습니다. 먼저 온 일행 중에 보위 차 사업을 하는 분이 마련해 온 것이었습니다. 도인께서는 티를 내지 않기 위해 수염도 기르지 않고 평범한 복장을 하고 있었습니다. 젊은 시절 은사 도인의 명으로 7년간 아무도 없는 지리산 깊은 산속에서 속세로 나오지 않고 물 수련하면서 정진했다고 합니다. 정말 따뜻하고 비범한 사람이었습니다.

3일간의 연휴를 보내고 떠나는 날, 도인 선생님께서 지리산으로 와서 살라고 했습니다. 그다음 주말에 오대산으로 가 짐을 싣고 지리산으로 주말 거처를 옮겼습니다. 이렇게 뜻하지 않았던 물 수련이 시작되었습니다. 차는 모텔과 남원역을 오가는 교통편으로 쓰고, KTX로 남원역과 용산역으로 오갔습니다. 또 다른 4도 3촌의 생활이 시작되었습니다.

물이 점점 익숙해지면서 손도 담그고 가슴까지, 때로는 목까지 담그고 짧게는 15분에서 길게는 한 시간 이상 수련이 계속되었습니다. 그러는 동안 도인 선생님은 차가운 겨울에도 수련생들의 안전을 위해 바깥에서 기도하는 마음으로 지켜 주었습니다. 고통을 견뎌 냈다는 자긍심이 계속 물 수련을 이어 갈 수 있게 했습니다.

영하 10도가 넘는 날씨에는 오히려 얼어 있는 물속이 따뜻합니다. 밖으로 나오면 엄청 춥습니다. 손가락이 굳어 옷을 갈아입는 데도 시간이 꽤 걸렸습니다. 숨은 전력 질주한 것처럼 몰아 쉬게 됩니다. 한참을 몰아쉬고 나면 몸이 따뜻해지고 혈색이 좋아집니다.

물이 몸의 나쁜 모든 것을 씻어 낸다고 합니다. 제가 느낀 물 수련이 좋은 점은 혈액순환이 좋아지고, 염증을 없애고, 죽은 피 나쁜 피인 어혈의 제거입니다. 수련생 중에는 자폐증이 좋아지고 있던 40대 전후의 청년과 전환 신경증이 좋아지고 있던 20대 후반의 아가씨도 있었습니다. 물 수련에 모인 사람들은 각자의 건강 문제가 좋아지고 있었습니다.

아내도 이런 고통스러운 물 수련에 기꺼이 즐겁게 동참했습니다. 물 수련하다 잘못되더라도 남편과 같이 죽으면 행복이라면서 말입니다. 수련하는 곳에 보름달이 뜨면 물도 많아지고 정말 환상적인 기분이 듭니다. 이렇게 시작된 수련이 해를 넘기고 있었습니다. 그러던 어느 날 도인 선생님께서 하산하라고 했습니다. 그동안 열심히 수련해서 얼굴빛과 기운이 바뀌었다고 했습니다.

한약도 많이 먹었습니다

양약의 명확한 약리작용과 달리 한약의 약리작용은 의학적 관점으로 보면 두루뭉술하고 뚜렷하지 않은 것처럼 보일 수 있습니다. 음식과 한약은 근원이 같아 식약동원(食藥同源)이라 합니다. 예를 들면 생강, 파, 대추, 밤 등은 음식이자 한약입니다. 이런 연장선에 한약이 있습니다. 이들 음식의 성분 하나하나를 분석해서 먹지 않고 주로 경험적 지혜를 바탕으로 먹는 것처럼 한약도 성분 모두를 분석할 수 없고 경험과 지혜를 바탕으로 먹습니다. 대부분의 한약은 약리효과나 부작용도 크지 않습니다. 그러나 거인도 여러 명의 작은 사람에게 질 수 있듯이 한약의 많은 성분으로 종양 미세환경을 종양 비친화적으로 만들 수 있습니다.

여러 가지의 한약 성분으로 면역력을 키울 수 있으며 더불어 염증을 개선하고, 교감신경의 과 항진을 줄이고, 혈액순환을 개선하여 저산소 혈중을 개선하고 산성도를 개선하는 등의 효과로 종양 미세환경 개선을 통해 암의 생존과 성장 및 전이를 억제할 수 있습니다. 미토콘드리아의 기능을 활발하게 하는 따뜻한 약이 암세포보다 면역 세포와 종양 주변 조직세포의 활력을 상대적으로 더 키워 주어 면역력이 개선됩니다. 많은 한약은 소염효과가 크며, 쓴 약물은 대체로 교감신경의 과 항진을 개선합니다. 어혈약 활혈약으로 혈액순환을 개선하여 신생혈관 생성을 억제합니다. 충분한 산소 공급은 젖산을 태우므로 종양 미세환경의 산성도를 약하게 만듭니다. 한약의 이런 효과로 항암 약물치료와 병행하거나 단독으로 사용할 수 있습니다.

제가 암의 재발을 막기 위해 약물치료 대신 한약을 먹은 이유입니다. 이런 관점으로 암의 재발 방지를 위한 한약 치료로 크게 효과를 본 대표적인 두 경우를 소개하겠습니다. 한 분은 위암 말기로 약물치료를 받은 경우이고, 한 분은 위암 초기라 한약만 드신 경우입니다.

70세인 K 회장은 위암이 대장으로 전이되어 수술을 받았지만, 복막으로 전이되어 3개월을 넘기기 힘들다는 판정을 받았다고 합니다. 최선의 치료를 위해 항암 치료 중간에 퇴원해 있는 기간에는 한약 치료를 받게 했습니다. 체력 보충과 항암 한약치료를 겸하기 위해서였습니다. 6개월 이상 항암 치료 후유증을 없애는 한약과 췌장암 말기에도 효과가 있었던 한약을 합하여 치료했으며 1년 반이 지난 지금도 잘 지내고 계십니다.

90세인 L 여사는 약 20년 전에 위암 1B기로 수술을 받았습니다. 항암 약물치료를 받는 쪽이 좋다고 했지만 양약을 먹지 못해 항암 약물치료를 받지 못했습니다. 1년간 한약으로 치료한 다음 지금까지 6개월마다 1달씩 보강치료를 받으며 건강을 잘 유지하고 있습니다.

맨발로 걷기도 했습니다

맨발 걷기로 건강을 회복한 사람이 많다고 합니다. 저는 오대산에서는 맨발 걷기를 1년 정도 주말에만 했습니다만, 크게 좋아지는 느낌을 받지는 못했습니다.

맨발 걷기가 좋다고 주장하는 사람은 earthing과 경락 마사지의 효과를 본다고 합니다. 우리 몸에는 전기가 생깁니다. 이런 전기를 earthing으로 없애는 것이 건강에 좋다고 합니다. 경락을 자극하는 방법도 우리 몸의 생리 기능을 도와주므로 나쁜 이유는 없습니다.

earthing을 효과적으로 하기 위해 황토 흙길이나 습기가 있는 길 또는 발목 정도 잠기는 바닷가를 걷는 것이 좋다고 합니다.

실제 높이 200m 조금 넘는 산에 주말마다 오르다

1년 동안 눈이 오나 비가 오나 물에 들어갔습니다, 여름에는 1시간 이상, 한겨울에는 15분 정도 가슴까지 담그는 경우가 많았습니다. 1년이 지날 때쯤 선생님께서 하산하라고 했습니다. 3년 정도는 해야 하는데 열심히 해서 1년 만에 끝낼 수 있게 되었다고 하셨습니다.

다시 7도 0촌의 생활이 시작되었습니다. 퇴근길에는 4km를 걸었고, 해발 200m가 조금 넘는 산을 주말마다 열심히 오르면서 건강을 지켰습니다. 5년이 지나고 위장과 대장내시경을 포함한 검시가 모두 정상이었으며 국민건강공단으로부터 '중증 환자 산정특례 자격 정지통지서'를 받았습니다.

항암 약물치료를 하지 않아 여전히 잔존 암이 있을 수 있고, 식도 이형성증이 다시 진행될 수 있어 건강관리에 신경을 씁니다. 아침마다 운동을 열심히 하는 이유이기도 합니다. 단순히 오래 사는 것이 목표가 아니라 '누가백활'로 가기 위해 남다른 노력을 하고 있습니다.

고비를 넘어 누가백활로

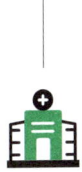

암을 이겨 내는 것이 우선이었습니다. '중증 환자 산정 특혜 자격 정지'라는 축하 통지서를 받았습니다. '누구의 도움 없이, 가족과 함께 살며, 백세까지 빛나게, 활동하는 인생을'인 누가백활을 하기로 했습니다.

식도 이형성증

항암제는 먹지 않으면서 정기적으로 병원에서 검사를 받았습니다. 혈액검사 결과, 나빠진 것이 없고 오히려 결과가 좋아졌다고 했습니다.

수술 전에는 몸무게가 76kg이었습니다. 수술 후 67kg으로 줄었으니 고지혈증, 혈당과 당화혈색소 등이 좋아질 수밖에 없었습니다. 여기에 항암제를 먹지 않아 백혈구까지 정상으로 나왔습니다.

혈액검사와 가슴 사진 그리고 복부 CT 검사를 위주로 하다 1년쯤 되었을 때 위장내시경도 같이 받았습니다. 다른 검사에는 문제가 없으나 식도 조직검사에 이형성증(dysplasia)이 있어 가슴 CT 검사도 해야 했습니다.

저는 이를 받아들이기 어려웠습니다. 방금 복부 CT 검사를 받았는데 또 CT 검사를 받기가 싫어졌습니다. 참고로 식도암은 0기에서 전이되기도 하는 암입니다. 조직검사가 암의 전 단계인 이형성증으로 나왔지만 놓친 암세포가 있으면 0기일 수 있습니다. 이런 이유로 전이된 림프절이 있는지 가슴 CT 검사가 필요했습니다.

혹 식도암이 전이되어 수술과 항암 치료를 받아야 한다면 득보다는 실이 많을 것이라는 생각이 들었습니다. 이런 이유로 식도암에 대한 정밀 검사는 물론이고, 위암 추적검사도 앞으로는 받지 않기로 했습니다. 문제가 생기면 운명이라 받아들이기로 하고 대신 체력을 키우는 데 더 집중하기로 했습니다.

수술받은 지 두 해가 지났을 때 위내시경검사와 복부 CT 검사를 비롯한 검사를 받았습니다. 위는 깨끗했고, 복부 CT 검사도 정상이었으며, 식도 이형성증도 없어졌습니다. 교수님이 위내시경검사 결과를 설명하면서 식도 이형성증이 사라진 것을 이해할 수 없는 듯 혼잣말을 했습니다. "검사를 잘못했을 리는 없는데 어떻게 dysplasia

가 없어졌지?" 그러나 헬리코박터균이 있어 항생제 치료를 받았습니다. 수술 후 5년쯤 되었을 때 받은 위장내시경과 대장내시경검사도 정상이었습니다.

식도암

식도암은 식도의 세포에서 악성 종양이 발생한 것입니다. 식도이형성증이 식도암으로 변할 가능성이 큽니다, 전이가 잘 되어 식도이형성증만 있어도 식도 주변의 가슴 CT 검사가 필요할 수 있습니다.

식도암은 크게 두 가지 주요 유형으로 나눕니다. 편평상피세포암과 선암입니다. 편평상피세포암은 식도의 중앙 부위에서 자주 발생하며, 흡연과 과음이 주요 위험 요인입니다. 선암은 바레트 식도에서 발생할 수 있으며, 주로 식도의 하부에서 발생합니다. 주요 위험 요인은 만성적인 위산 역류입니다.

식도 이형성증은 보통 증상을 유발하지 않으며, 대부분 내시경검사를 통한 조직검사로 우연히 발견됩니다. 이형성증의 발견 시에는 주기적인 감시와 관리가 필요하며, 상태에 따라 제거 수술이 필요할 수도 있습니다. 이형성증은 저도, 중등도, 고도 이형성증으로 나뉠 수 있으며, 고도 이형성증일 경우 암으로 진행될 확률이 높습니다.

식도암의 초기 증상은 종종 가볍거나 무증상일 수 있으나 진행됨에 따라 삼키기 어렵고, 가슴이나 등의 통증, 지속적인 기침 또는 목소리 변화, 체중 감소와 같은 증상이 나타날 수 있습니다.

하산하다, '7도 혹 촌'의 생활 복귀

2018년 수술받은 해에는 오대산에 매주 갔습니다. 그다음 해인 2019년에는 지리산으로 매주 갔습니다. 2019년 말부터 코로나가 유행했습니다. 2020년이 되면서 4일은 도시에서, 3일은 촌에서 생활하는 '4도 3촌'의 생활을 마감하고 서울에서만 생활했습니다. 간혹 지리산이나 진부로 가기도 했지만 거의 매일 서울에서만 생활했습니다.

건강도 중요하지만 진료도 중요합니다. 건강을 돌보기 위한 '4도 3촌'의 생활을 접고, 본격적인 진료를 위해 '7도 혹 촌'의 생활로 복귀했습니다. 그러나 2020년부터 코로나가 본격적으로 유행하면서 거리는 텅 비기 시작했습니다. 진료실도 텅 비었습니다. 약탕기도 텅 비어 갔습니다. 신용도 텅텅 비기 시작했습니다. 모든 것이 텅

텅텅 비어 버렸습니다.

　새 출발이 필요했습니다. 새로운 마음가짐이 필요했습니다. 그동안 '김철수'로 쌓아 온 모든 것을 버렸습니다. 이름도 '김시효'로 바꾸고 이건희 회장의 말씀처럼 처자식과 가족을 빼고 모든 것을 바꾸거나 버렸습니다. 새 출발은 냉혹하고 힘들었습니다. 젊은 나이도 아니고 남들은 다 은퇴한 나이에 새롭게 무에서 출발해야 했습니다.

근감소증이 시작되다

　수술 후 5년이 지나면 거짓말처럼 냉한 몸이 따뜻해진다고 합니다. 그러나 저는 여전히 몸이 냉했습니다. 거울에 비친 팔다리가 너무 약해 보였습니다. 이러다 5년 안에 지팡이를 짚어야 할지도 모른다는 생각이 스쳐 지나갔습니다.

　운동을 본격적으로 해야겠다고 생각하고 실천으로 옮겼습니다. 처음에는 100m를 달리는 것도 쉽지 않았습니다. 계속 노력하여 지금은 거의 매일 4km 정도를 뜁니다. 물론 최대한 천천히 달려 무릎에 충격을 주지 않게 달립니다. 맨손 체조, 팔굽혀펴기, 스쿼트, 철봉 매달리기, 계단 오르기 등을 먼저 몇 차례씩 합니다.

　1년이 넘은 지금 무릎의 문제는 없고, 등이 펴지고, 팔다리 근육이 많이 생겼습니다. 몸이 따뜻해지고 걸핏하면 흐르던 콧물도 나지 않습니다.

누가백활로 가는 길

암을 이겨야 하는 이유는 살고 싶은 마음이 먼저였지만, 해결해야 하는 문제가 많았습니다. 나이도 많고, 신체적 건강도 나쁘고, 경제적 여건도 최악인 기간이었습니다. 고단한 여정이었고 아직도 고단합니다. 그러나 좋아지고 있다는 희망으로 헤쳐 나가고 있습니다.

희망은 '누가백활'입니다. '누구의 도움 없이, 가족과 함께 살며, 백세까지 빛나게, 활동하는 인생'이 꿈입니다. '섹시백세'가 되려고 합니다. 백세는 백 세가 아니고 천수를 누릴 때까지이며, 섹시는 성적 표현이 아니며 목표를 향해 건강하고 활동적으로 매력 넘치게 사는 것을 의미합니다.

누가백활로 가기 위한 노력은 암도 예방하고, 치매도 예방하는 길이며, 뇌졸중이나 심장병을 비롯한 심혈관질환의 예방하는 길입니다. 뼈와 근육의 건강을 유지하는 길이기도 합니다. 다른 건강법과 마찬가지로 잘 먹고 잘 배설하고, 육체적 또는 정신적으로 잘 활동하고, 잘 쉬고 잘 자고, 머리를 다치지 않게 잘 보호하고, 잠재의식을 잘 가꾸면서 사는 것이 누가백활로 가는 길입니다. 이 중에서도 잠재의식이 가장 중요합니다. 누가백활을 달성하기 위해 꿈과 목표를 가지는 것이 가장 중요합니다.

 암을 예방하는 방법도 치매예방 방법과 거의 같습니다. 누가백활을 이루시기를 기원합니다.

암은 예방과 조기 발견이 무엇보다도 중요하죠.
조기에 발견하지 못하면 치료가 어렵고,
얼마 더 살지 못하고 생명을 잃을 가능성이 크기 때문이죠.
완치되어도 관리를 잘해야 합니다.
치료해도 재발 가능성과
다른 암이 생길 가능성도 있기 때문입니다.

3.
왜 암에 걸릴까?

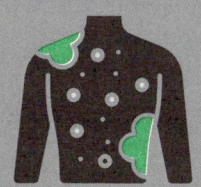

암세포

암세포는 정상에서 비정상으로 변한 세포입니다. 그러나 잘 죽지 않고, 잘 잡아 먹히지 않고, 잘 도망가고, 끝도 없이 자라면서 영양분을 뺏어 먹고, 나쁜 독소를 배설하고, 생명을 뺏어가는 무서운 놈입니다.

내 몸에 암세포가 매일 만들어지고 있다

암에 걸린 사람도 암에 걸리지 않은 사람도 있지만, 암세포를 가지고 있지 않은 사람은 없습니다. 암적 존재는 전국 방방곡곡에 있지만, 암적 존재가 전부 암적 세력으로 커지는 것은 아닙니다.

암은 유전적 요인과 환경적 요인이 복잡하게 얽혀 암세포로 변합니다. 암세포도 원래는 정상 세포였습니다. 암 억제 유전자가 약해지거나 암 유전자가 활동적으로 변하면서 암세포로 변하게 됩니다.

대부분 암은 나이 들수록 잘 생깁니다. 세포의 돌연변이는 나이 들수록 생길 확률이 커지고 누적되기 때문이죠. 사람의 몸에서는 매일 약 1조 개의 세포가 분열합니다. 그중 수천에서 수만 개의 세포에서 돌연변이가 생기고, 암세포로 변할 가능성이 있습니다.

우리의 면역 세포는 이런 돌연변이 세포 대부분을 찾아내고 제거하므로 암으로 발전하지 않습니다. 그러나 돌연변이 세포가 면역을 회피하거나 면역을 이기게 되면 살아남게 되겠죠. 살아남은 세포가 계속 성장 증식하면 암이 됩니다.

암세포가 살아남더라도 계속 성장 증식하기 위해서는 암 주변을 암 친화적인 종양 미세환경으로 만들어야 합니다.

무엇 때문에 암세포가 되기 쉬운가?

정상 세포가 암세포로 변하는 과정은 복잡합니다. DNA의 돌연변이가 원인입니다.

유전적인 영향을 받는 경우 DNA의 돌연변이가 생기기 쉽습니다. 유전적으로 취약해도 한참 나이들 동안은 괜찮습니다. 이 말은 생활 습관의 관리로 암 발병을 낮추거나 늦출 수 있다는 이야기가 되죠.

고지방, 고열량, 가공식품 등의 과다 섭취와 흡연과 음주 그리고 운동 부족과 같은 생활 습관 요인과 호르몬 과용, 면역결핍 등이 암 발생에 나쁜 영향을 줍니다.

환경적 요인으로 발암물질, 자외선과 방사선, 감염병 등이 DNA 손상을 유발할 수 있습니다. DNA의 직접적인 손상 이외에도 DNA를 작동시키는 물질이 변화하는 후성유전학적 변이도 간접적으로 영향을 미칠 수 있습니다.

이외에도 심한 스트레스도 만성염증을 통해 세포에 돌연변이를 자극하고 오래되면 암의 원인이 됩니다.

암 치료가 어려운 이유

암 치료가 어렵다는 것은 누구나 압니다. 어려운 이유를 이해하면 자신의 식습관, 생활 습관, 마음 습관을 개선하는 등 암 예방을 위해 노력하는 사람이 늘어나게 되겠죠.

암 치료가 어려운 이유는 무엇일까요? 첫째, 정상 세포에서 변한 세포라 정상 세포와 크게 다르지 않습니다. 둘째, 암세포가 비정상 세포인데도 스스로 잘 죽지 않습니다. 셋째, 면역을 잘 회피하며 잘 살아남습니다. 넷째, 무한 증식합니다. 다섯째, 새로운 돌연변이로 더 독종이 되어 치료에 잘 살아남게 됩니다. 여섯째, 주변 조직으로부터 영양소를 잘 빼앗고, 주변 조직을 암 친화적 도우미로 만듭니다. 일곱째, 신생 혈관을 잘 만들고 전이가 잘 됩니다.

첫째, 암세포는 정상 세포가 변한 세포입니다. 구조의 차이나 생리의 차이가 뚜렷하지 않아 독성을 무시할 만한 치료제를 개발하기 어렵습니다. 효능이 크면 정상 세포도 잘 죽게 되는 부작용이 큽니다.

둘째, 세포가 비정상적인 세포로 변하면, 세포 자살 과정을 거쳐 죽고 흡수되어 사라지게 됩니다. 세포 사멸(apoptosis)이라고 합니다. 암세포는 비정상 세포지만, 세포 자살 과정을 회피하여 살아남게 됩니다.

셋째, 암 환자의 면역력이 정상인보다 약합니다. 그리고 암세포는 피아를 구별하는 면역 관문을 교란하여 면역 반응을 잘 회피합니다. 면역 세포가 암세포를 검열할 때 내 몸과 다른 이물질로 인식하면 잡아먹게 됩니다. 정상 세포를 검문할 때는 내 몸이 가지고 있는 암호를 확인하고 잡아먹지 않습니다. 면역 관용이라 합니다. 암호를 확인하는 구조물을 면역 체크포인트 또는 면역 관문이라 합니다. 암세포는 면역 관문에 암호 검열을 방해해 검문을 회피하고 면역 관용을 얻어 살아남습니다. 이런 면역 회피 능력으로 생존력이 높아지고 치료를 어렵게 합니다.

넷째, 정상 세포는 생체 시계 또는 생체시간이라는 텔로미어가 남아 있을 때 분열이 가능하므로 유한적으로 분열합니다. 그러나 암세포는 분열할 때마다 짧아지는 텔로미어를 복원하여 무한 분열하게 됩니다.

다섯째, 암세포는 유전자가 불안정하여 분열을 거듭할수록 돌연변이와 유전적 변이가 누적됩니다. 이로 인해 다양한 암세포로 바뀌게 되는데요. 이 중 더 독종인 암세포가 살아남아 치료를 어렵게 합니다.

여섯째, 주변 조직으로부터 영양소를 잘 빼앗고, 주변 조직을 암 친화적 도우미로 만듭니다. 포도당을 미토콘드리아에서 잘 태우면 많은 에너지를 얻을 수 있지만, 세포질에서 비효율적인 해당작용으로 포도당을 젖산으로 빠르게 분해합니다. 젖산이 분비되어,

주변 조직을 약하게 만들어 종양 친화적 환경을 만드는 것으로 추정됩니다.

일곱째, 암은 부족한 영양소를 주위 조직에서 뺏거나 잡아먹습니다. 그래도 부족한 영양소를 얻기 위해 새로운 혈관을 잘 만듭니다. 종양 미세환경의 도움으로 쉽게 생존과 증식에 도움을 받고 주위 조직으로 쉽게 파고들며, 신생혈관을 통해 전이도 잘 일어나게 됩니다.

이런 이유로 암 치료가 어렵습니다.

암의 일반적인 초기 증상

암도 산불처럼 초기에 잡아야 합니다. 암의 초기 증상을 알아야 하는 이유입니다. 암의 초기 증상은 암의 종류와 암이 생긴 곳에 따라서 매우 다양하며, 때로는 증상이 없을 수 있습니다.

암의 일반적인 초기 증상은 충분히 쉬어도 계속 피로하거나 특별한 이유가 없는데도 체중이 빠지거나 평소와 달리 추위를 잘 느끼고 감기나 몸살이 잘 생기고 잘 떨어지지 않거나 안 만져지던 덩어리가 만져지거나 상처나 염증이 잘 아물지 않거나 이유 없는 각종 출혈 또는 비정상적인 분비물이 나오는 경우입니다. 이외에도 원인 모를 지속적 통증, 피부의 변화, 속이 아프거나 불편한 증상, 황달, 호흡 곤란, 오래가는 쉰 목소리, 배뇨/배변 장애 등 일반 건강 문제와 비슷합니다.

이런 증상들을 비롯해 없던 증상이 생겨서 오래가면, 반드시 검사로 암과 같은 나쁜 병인지 확인해야 합니다. 60대 초반의 C 씨는 어느 날부터 명치 밑이 조금 불편해졌습니다. 불편한 증상 이외에 특별한 증상은 없었지만 이런 증상이 약 3개월 이상 지속하여 내시경검사를 받았습니다. 결과는 위암이었습니다.

위암도 다른 암과 같이 체중이 빠지거나 입맛이 떨어지거나 피로하거나 열이 나거나 몸살감기가 생기는 등의 증상이 나타날 수 있습니다. 이런 일반적인 증상 이외에도 소화가 잘 안 되거나 더부룩하거나 위가 불편하거나 아프거나 구역질이 나거나 토할 수도 있습니다. 증상들이 바로 없어지지 않고 오래 끌면 반드시 내시경을 포함한 검사를 받아야 합니다.

발암물질

방어력이 좋아도 계속 공격받으면 무너질 수 있죠. 마찬가지로 면역력이 좋아도 발암물질에 반복적으로 노출되면 암이 생길 수 있습니다.

국제암연구소(IARC; International Agency for Research on Cancer)가 발암물질을 크게 3단계로 분류했습니다.

1급 발암물질은 사람에게 발암성이 있다고 확인된 물질입니다.

2급 발암물질은 2A급 발암물질과 2B급 발암물질로 구분합니다. 2A급 발암물질은 인간에게 발암 가능성이 큰 물질로, 인간에게는 제한된 증거만 있지만 실험동물에서는 발암성이 충분히 입증된 경우입니다. 2B급 발암물질은 발암의 가능성이 있는 물질로, 인간에게 발암의 제한된 증거가 있거나 실험동물에서 발암성이 제한적으로 입증된 경우입니다.

3급 발암물질은 발암성을 분류할 수 없는 물질들로, 인간에게 암을 유발하는지 아닌지에 대한 충분한 증거가 부족하거나 실험동물에서 일관되지 않은 결과를 보이는 경우입니다.

면역력이란

　면역이라는 말은 역병을 면한다는 말에서 유래했습니다. 역병은 심한 유행성 전염병을 말합니다. 면역력은 감염뿐만 아니라 암과 같은 비정상 세포와 이물질을 제거하는 능력을 말합니다.

　큰 고통을 치를 때가 있지요. 이럴 때 "홍역을 치렀다"라고 하죠. 홍역의 '홍'은 홍수나 홍익인간의 '홍'처럼 '매우 크다' 또는 '널리', '넓게' 혹은 '심하다.'라는 의미가 있습니다. 코로나는 넓은 의미의 홍역입니다. 역은 역병을 말합니다. 역병은 유행성 전염병을 말합니다.

　좁은 의미의 홍역은 홍역 바이러스의 감염에 의한 Measles(홍역)를 의미하지만 넓은 의미의 홍역은 코로나, 메르스, 사스, A형 독감처럼 심각한 유행성 전염병을 말합니다.

　코로나 역병이 유행한다고 누구나 걸리는 것은 아니지요. 감염되었어도 무증상이거나 가벼워 역병인 줄 모를 수도 있습니다. 대부분 사람이 걸리고, 걸린 사람들이 홍역을 치르는데도 말입니다.

이런 차이는 면역력의 차이라고 볼 수 있죠.

면역 장벽과 면역계

바다와 강, 높은 산과 절벽 그리고 궂은 날씨도 적군의 침입을 어렵게 만드는 자연 장벽이죠. 우리 몸에도 이와 비슷한 면역 장벽이 있습니다. 피부와 점막과 분비물 등으로 적군인 병균이나 이물질의 침입을 방어합니다. 그리고 우리 몸의 생리적 조건은 침입자에게는 생존하기 어려운 궂은 날씨와 같습니다. 이런 이유로 사람에게 잘 걸리는 병이 소에게는 잘 생기지 않습니다.

이런 면역 장벽 이외에 우리 몸의 안보와 치안을 유지하기 위한 면역계가 있습니다. 면역계는 병을 유발할 수 있는 병균과 유해물질의 침입을 제거하고, 내부에서 생긴 비정상 세포나 암세포를 제거합니다.

면역계는 신체를 보호하기 위해 우리 몸의 여러 계통이 유기적으로 작동하는 네트워크입니다. 여기에는 경찰이나 보초병과 같은 선천면역과 보병 포병 같은 전문 군대인 후천면역이 있습니다.

선천면역

선천면역은 적군이나 내부 변절자와 싸워 본 경험이 없는데도 이들을 제거할 수 있는 능력입니다. 적군은 병원균이나 해로운 물질의 침입을 말하며, 내부 변절자는 정상 세포가 병들거나 손상되어 건강에 해로운 존재가 된 것을 말합니다.

선천면역은 자동으로 일어나는 면역 반응이며, 주로 경찰 같은 대식세포와 보초병 같은 수지상세포가 이 일을 수행합니다.

침입한 세균이나 바이러스 등에는 아군과 생김새나 복장이 다른 PAMP(Pathogen Associated Molecular Pattern, 병원체 관련 분자 패턴)라는 구조물을 가지고 있습니다. 병들거나 손상된 세포에는 DAMP(Damage Associated Molecular Pattern, 손상 관련 분자 패턴)라는 정상 세포와 다른 구조물을 가지고 있습니다. 대식세포와 수지상세포가 검문할 때 이런 구조물을 보고 잡아먹게 됩니다.

선천면역은 침입자나 반란자를 없애는 능력이 크지 않습니다. 그렇지만 초동수사 초등진압이 잘 되어야 우환을 키우지 않기 때문에 선천면역이 중요합니다. 암세포를 제거하는 것도 NK세포와 선천면역이 중요합니다.

적응면역

적응면역은 전문화된 군대와 같습니다. 처음 적군과 마주쳤을 때는 정보와 경험이 없어 적군을 제압하는 능력을 얻는 데 시간이 걸리지만 결국 적군과 싸우면서 이기는 기술인 항체를 만드는 방법을 터득하고 적군을 박멸합니다. 적군에 대한 정보와 이긴 경험을 저장합니다.

다시 똑같은 적군이 침입하면 보초병인 수지상세포가 적군이 침입했다는 정보를 상황실인 T세포에 전달합니다. 그러면 T세포는 적군의 정체를 즉각 알아보게 됩니다. 그리고 적군을 죽이는 보병처럼 식균작용을 하는 살해 T세포 등을 증식하게 하고, 한꺼번에 많은 적군을 죽이는 포병과 같은 B세포에 정보를 전달하면 포탄과 같은 항체를 많이 만들어 적군을 무력화시킵니다.

예방접종은 적응면역을 이용해 면역력을 얻게 합니다. 약하게 또는 죽인 병원체를 면역 체계에 노출하여 기억 세포가 항원을 기억하게 만드는 것입니다. 다시 감염되면 빠르게 항체를 만들어 병원체를 퇴치하게 됩니다.

사이토카인 폭풍

사이토카인은 면역 기능을 조절하는 물질입니다. 면역 기능을 항진시키는 사이토카인도 억압하는 사이토카인도 있습니다.

사이토카인 폭풍은 사이토카인이 폭풍처럼 분비되는 것입니다. 면역 반응은 적절하게 일어나야 합니다. 면역 반응을 강하게 또는 약하게 조절하는 물질이 사이토카인이라는 면역 단백질입니다. 사이토카인 폭풍이 생기면 과도한 면역 반응으로 많은 건강 문제가 생깁니다.

사이토카인이 많이 분비되면 발열, 메스꺼움, 오한, 저혈압, 빠른맥, 무력증, 두통, 발진, 목 따끔거림, 호흡 곤란 등 여러 가지 증상이 나타날 수 있습니다. 대부분 이런 증상이 쉽게 사라지지만, 사이토카인이 대량으로 방출되면 심각한 증상을 일으키거나 생명을 위협할 수 있습니다.

사이토카인이 분비되면 체온이 올라갑니다. 체온이 올라갈수록 우리 몸도 불편해지지만, 침입자에게는 더 거친 환경이 됩니다. 감염되면 열이 나는 이유이기도 합니다. 그러나 코로나 바이러스처럼 박쥐와 같은 체온이 높은 곳에서 살다 침입한 적군에게 체온 상승은 큰 무기가 되지 못합니다. 체온이 올라도 잘 제거되지 않으므로 체온을 더 올리기 위해 사이토카인이 폭풍처럼 분비됩니다.

폭풍처럼 사이토카인이 분비되면 40도 이상의 고열이 생기기도 하며 폐, 심장, 신장, 뇌와 같은 장기의 심각한 염증과 혈관을 무너뜨릴 수 있습니다. 이로 인해 혈액이 병들고, 엉기고, 출혈 같은 어혈성 합병증을 발생하기 쉽습니다. 어혈은 혈전을 포함한 병든 혈액의 한의학 용어입니다. 이로 인해 목숨을 잃거나 다양한 합병증으로 고생할 수도 있습니다. 머리에 생기면 치매가 되거나 기억력이 많이 떨어지기도 합니다. 코로나나 코로나 백신 후유증도 사이토카인 폭풍으로 인한 어혈과 관련이 많습니다.

면역 기능이 좋고 나쁨을 쉽게 알 수 있는 척도

면역력이 좋은지 나쁜지 어떻게 알 수 있을까요? 몸이 따뜻하고 기력이 좋으면 면역력이 좋고, 몸이 냉하면 기력이 떨어지면 면역력이 나쁩니다.

다양한 요인이 면역 기능에 영향을 미치는데요. 영양 상태, 운동과 육체적 활동, 수면과 휴식, 생활 습관, 환경, 스트레스, 각종 질병, 노화 등의 영향을 받습니다.

이런 다양한 요인의 영향으로 활력이 넘치고 면역 기능이 좋아지면 몸이 따뜻해집니다. 반대로 활력이 떨어지고 면역력이 약해지면 몸이 냉해지겠죠. 에너지가 충분히 만들어지면 몸이 따뜻해지게 되고 면역 세포를 비롯한 각종 세포의 활력이 좋아집니다.

그러나 몸이 따뜻하고 열이 나도 면역력이 약한 경우가 있습니다. 체력이 떨어진 상태가 오래되면, 몸이 현실에 적응하기 위해 용을 쓰는 상태가 되는데요. 용을 쓰는 것은 교감신경이 부교감신경에 비해 상대적으로 과 항진한 상태이며, 이로 인해 오히려 몸에 열이 날 수 있습니다. 이런 열을 한의학에서는 허열이라 하며, 부신기능실조증의 초기에 나타날 수 있는 증상입니다. 암, 갑상선기능항진증, 폐경, 폐결핵 등으로 열이 나는 경우는 오히려 면역력이 약할 수 있습니다.

규칙적인 운동과 육체적 활동이 몸을 따뜻하게 만듭니다. 에너지를 만드는 세포 내 미토콘드리아의 활력이 좋아지게 되면서 몸이 따뜻해지게 됩니다. 몸이 따뜻해지게 되면 면역 세포의 미토콘드리아의 활력도 좋아지게 되면서 면역력이 좋아집니다. 몸이 차거나 약한 경우는 운동과 몸을 따뜻하게 하는 한약을 병행하는 것이 좋습니다. 면역력을 높이는 방법입니다.

발암

암세포가 되고, 살아남고, 자라고, 퍼지는 데 영향을 미치는 주요 요인은 첫째, 유전자의 변이와 둘째, 면역력의 저하입니다. 이외에도, 셋째, 신생혈관과 종양의 대사 변화, 넷째, 종양 미세환경과 염증, 다섯째, 스트레스와 마음가짐 등 여러 요인이 작용합니다.

유전자 변이

유전자의 변이로 암 유전자가 되면 세포의 분열과 증식을 과도하게 촉진합니다. 반면에 암 억제 유전자는 세포의 분열 주기를 조절하고 유전자인 DNA 복구에 중요한 역할을 합니다. 이들 유전자의 변이로 기능이 약해지면 암의 발달을 촉진합니다.

유전자의 변이 이외에도 암 발생에 후성유전학적 변이도 중요합니다. 유전자는 정상이지만 유전자를 작동시키는 물질이나 구조물이 후천적으로 변질이 누적된 경우입니다. 누적되면 유전자의 오작동으로 암이 발생할 수 있습니다.

면역 반응의 약화

암이 생긴 사람은 암을 없애는 면역 반응이 약합니다. 선천면역 세포의 기능이 약하고 적응면역도 약합니다. 이런 이유로 암은 의학적 치료가 먼저이며, 면역력을 키우는 치료는 보조적 치료가 되어야 합니다.

암을 잡아먹는 선천면역에 주로 자연 살해 세포(NK cell)가 작용합니다. 암 환자는 대부분 자연살해 세포의 수가 많이 부족합니다.

적응면역력도 떨어져 있습니다. 림프구의 일종인 T세포가 항원을 인식합니다. 적절한 면역 반응을 위해 면역 관문 또는 면역 체크포인트에서 검문을 합니다. 체크포인트의 역할은 면역 반응이 너무 강해져서 신체의 건강한 세포를 파괴하는 것을 방지하는 데 있습니다. 여기에는 면역 반응 자극성 체크포인트 분자와 억제성 체크포인트 분자의 균형이 필요합니다. 암세포는 면역 억제성 분자를 발현하여 면역을 회피합니다.

종양 주변의 면역 세포들은 종양의 성장을 억제해야 하나, 오히려 성장을 촉진할 수 있습니다. 예를 들어, 종양 관련 대식세포는 종양 성장과 전이를 돕기도 합니다.

신생혈관과 대사 변화

암세포는 빨리 자라기 때문에 많은 영양소와 에너지가 필요합니다, 새로운 혈관을 만들기도 하지만 암세포의 대사를 변화시켜 적응하고 생존에 도움을 받습니다.

새로 만들어진 혈관은 구조가 비정상적이고 피도 불규칙하게 흘러 암세포의 입장에서는 좋지 않은 환경이라 전이가 촉진될 수 있습니다.

많은 에너지를 얻기 위해 산소 없이 포도당을 매우 빠르게 분해하고 젖산을 많이 만듭니다. 와버그 효과라 합니다. 정상적인 포도당을 분해하는 과정에 비해 산소 없는 해당작용은 아주 낮은 에너지 생산 효율이지만, 산소가 부족한 상태에서도 많은 에너지를 만들 수 있습니다.

이보다 더 중요한 이유는 많은 젖산을 세포 밖으로 분비해 암 주변을 산성 상태로 만들기 위해서입니다. 종양 주변 환경이 산성으로 변하고, 이는 주변 정상 세포에 해를 끼치죠. 암 친화적으로 만들고 암세포의 생존에 유리하게 만듭니다.

염증과 종양 미세환경

염증이 오래되면 암이 될 수 있습니다. 염증이 암의 생존을 돕기 때문입니다. 염증 속의 대식세포와 호중구 같은 염증을 없애는 세포도 오히려 암의 생존을 돕는 세포로 변할 수 있습니다. 암세포는 암의 생존과 증식을 돕는 다양한 물질을 분비하기 때문입니다. 암세포가 분비하는 젖산 등으로 약해진 염증 조직이 산성으로 바뀌면, 암의 생존이 쉬워지게 되는 종양 미세환경이 만들어지게 됩니다.

암세포는 토착 공비나 반란군과 같습니다. 이들이 살아남으려면 지형지물과 이웃 주민들의 도움이 필요합니다. 암세포도 살아남기 위해 주변 환경을 암 친화적인 종양 미세환경으로 만듭니다.

암세포가 종양 미세환경을 생존에 유리하게 만들지 못하면, 잔존 암이 되거나 사라지게 됩니다. 면역력이 나빠도 주변 환경을 제대로 구축하지 못하면 암으로 되기 어려우며, 면역력이 강해도 쉽게 주변 환경을 잘 만들면 암이 될 수 있습니다. 염증 조직과 같은 약해진 이웃은 쉽게 자기 편으로 만들 수 있어 뿌리를 내리게 됩니다.

몸의 만성염증은 종양 미세환경이 만들어지기 쉬운 상태입니다. 만성염증은 스트레스 등에 의한 교감신경의 과 항진이 주된 원인이 됩니다. 또한 장 건강의 영향도 큽니다. 밀가루 등의 글루텐 음식을 줄이고 유당불내증이 있는 경우 유제품을 제한해야 하며, FODMAP* 음식도 줄여야 합니다. 혈당지수가 높은 음식과 트랜스지방이 많이 든 가공음식 등을 줄여야 합니다. 심하면 한약으로 이런 만성염증을 치료하는 것이 좋습니다.

> FODMAP(Fermantable Oligosaccharides Disaccharides Monosaccharides And Polyol 발효가 잘 되는 올리고당, 이탄당, 일탄당 그리고 폴리올)

스트레스와 마음가짐

스트레스를 만병의 근원이라고도 하죠. 만성 스트레스는 면역기능을 약하게 할 수 있습니다. 스트레스로 코르티솔이 많이 분비되고, 교감신경이 과 항진하기 때문입니다.

많이 분비된 코르티솔은 면역력을 떨어뜨립니다. 교감신경의 과 항진은 아드레날린 분비를 증가시켜 종양의 혈관 신생을 촉진하고, 암세포의 이동성과 전이를 증가시킬 수 있습니다. 또한, 교감신경 말단에서 염증성 사이토카인을 많이 분비하여 종양 미세환경의 염증을 심하게 만들고, 인슐린 저항성을 높여 대사증후군을 악화하고, 인슐린 유사 성장 인자를 많이 분비하여 암의 증식을 촉진합니다.

약이 아닌 약처럼 생긴 것을 먹고도 약 먹은 효과가 나타나는 것을 약리효과라 하지 않고 플라세보 효과라고 하죠. 항생제가 필요한 경우인데, 생리식염수 주사만을 맞고도 염증이 잘 가라앉는 경우를 볼 수 있습니다. 이럴 때 플라세보 효과를 실감하게 됩니다. 이처럼 사람은 마음가짐의 영향을 많이 받습니다.

정신적, 정서적 건강은 신체 건강에 중요한 역할을 합니다. 과도한 스트레스는 교감신경을 과 항진시켜 면역력이 떨어지게 하는 데 반해, 긍정적 마음가짐은 부교감신경의 활성화로 자율신경 균형을 맞춰 줍니다.

간절한 생각은 잠재의식을 변화시키고, 잠재의식은 무의식적인 생각을 바꾸고, 무의식적 생각이 바뀌면서 현실이 바뀌게 됩니다. 암과 싸우지 말고 친구가 되어야 하는 이유입니다.

칼럼 '김시효의 양한방 면역이야기'를 조선일보 톱클래스에 매주 올리고 있습니다. 더 다양한 경험을 함께하시길 바랍니다.
https://vo.la/yrcCut

3

노인에게 흔한 심혈관질환과 기타 질환

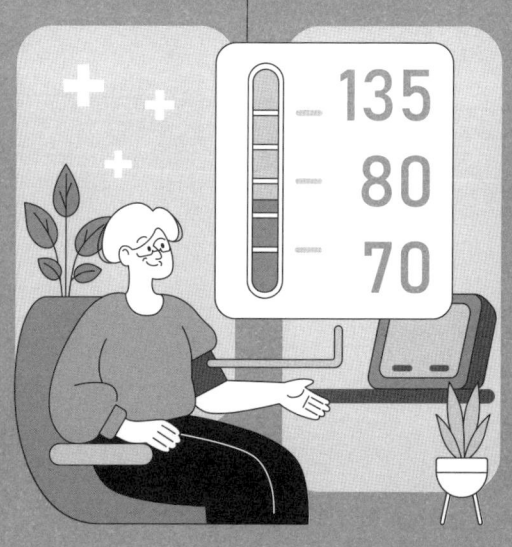

들어가는 글

누구도 생로병사의 굴레에서 벗어날 수 없습니다. 병든 노후가 걱정되게 마련입니다. 중앙치매센터의 발표에 의하면 50세 이상 나이가 든 분은 치매를 가장 두려워하며, 이보다 젊은 사람은 암을 더 무서워합니다. 이외에도 뇌졸중, 당뇨병, 심장병 등에 대한 두려움이 큰 것으로 나타났습니다.

치매와 암에 대해서는 따로 이야기했습니다. 이번에는 대사증후군과 이로 인한 심혈관질환 그리고 근골격계질환을 비롯한 노년기의 흔한 건강 문제입니다. 이런 문제는 '누구의 도움 없이, 가족과 행복하게, 백세까지 빛나게, 활동하는 인생을'이라는 '누가백활'로 가는 데 있어 흔히 부딪히는 문제입니다. 누가백활로 가는 데 걸림돌이 되는 노안성 질환 즉 퇴행성질환에 한약이 매우 유용합니다.

진료할 때 물어보는 단골 질문이 있습니다. 고지혈증, 당뇨병, 동맥경화증, 고혈압입니다. 심혈관질환과 치매의 주된 원인이 되기 때문이죠. 인사하고 혈압을 재고 맥을 짚어 보면 대략적인 건강 상태를 스캔할 수 있습니다. 본인이 진료받으러 온 주목적과 심하게 앓았던 병이나 가족력 등을 물어보면서 진료를 이어 가는데, 의외로 여기저기 다녀도 잘 낫지 않는다는 병이 많습니다. 대부분이 이런 문제를 하나둘 가지고 있습니다. 많은 경우는 짧은 진료 시간으로 인해 자신의 건강 문제에 대한 궁금증이 해소되지 않아서 커진 문제이며, 때로는 난치병으로 수많은 소소한 원인이 복잡하게 얽혀 있는 경우가 많습니다.

난치병은 대체로 한약이 잘 듣습니다. 잘못된 원인 하나를 치료하는 것은 의학적 치료가 잘 됩니다. 그러나 수많은 소소한 원인으로 생긴 병은 의학적 치료로 난치병이 되기 쉽습니다. 주로 노화와 관련된 경우가 많으며, 이런 경우는 한약이 잘 듣습니다. 한약 하나에도 몇 십 가지의 유효 성분이 들어 있고, 이런 한약도 여러 가지를 사용하기 때문입니다. 이렇게 개발된 뇌세포 재활치료 한약의 효과는 놀랍습니다. 뇌세포뿐만 아니라 신체의 다른 세포도 재활시키기 때문입니다.

휠체어를 타고 온 분이 걸어오기도, 금방 돌아가실 것 같던 80대 중반 할머니가 4~5년 건강하게 살다 돌아가시기도, 류마티스 관절염으로 매일 드시던 진통제를 끊게 된 70대 할머니도, 황반변성으로 눈에 매달 주사를 맞으시던 70대 부인의 시야가 많이 넓어지기도, 이명으로 고생하시던 분이 호전되기도, C형 간염 환자의 간 기능 수치가 정상으로 돌아오기도, 콩팥이 나쁜 분들의 콩팥 기능이 호전되기도, 골수의 기능이 호전되기도 했습니다.

이런 난치병도 건강관리를 잘못해서 생기는 경우가 많습니다. 특히 젊은 시절부터 비만, 고지혈증, 당뇨병, 동맥경화증, 고혈압과 같은 대사증후군을 잘 관리해야 합니다. 대사증후군을 관리하지 않으면 나이 들면서 심근경색과 뇌졸중과 같은 심혈관질환은 물론이고, 치매나 암과 같은 무서운 병이나 난치병이 생기기 쉽습니다. 활성산소가 많이 발생하고, 만성 미세염증을 일으키고, 후성유전학적 변이도 잘 생기기 때문입니다. 후성유전학적 변이는 유전자는 변이가 없는데 유전자를 작동시키는 구조물이 변하여 유전자의 오작동을 일으키게 됩니다.

이외에도 근감소증, 골다공증, 면역력 저하로 인한 각종 감염도 큰 문제입니다. 류마티스 관절염과 골관절염, 만성미세염증, 영양실조, 탈수증, 노인성 소양증도 누가백활의 큰 장애물입니다.

목차

들어가는 글 · **281**

1. 대사증후군

비만 · 290
고지혈증 · 293
당뇨병 · 298
동맥경화증과 죽상동맥경화증 · 304
고혈압 · 307

2. 심혈관 질환과 노인의 취약성

협심증과 심근경색 · 312
뇌졸중(Stroke) · 316

근감소증 · 319

골다공증 · 322

각종 감염 · 326

---

3. 노인에게 흔한 건강 문제

류마티스 관절염과 골관절염 · 332

염증과 만성미세염증 · 334

노인의 영양실조증 · 336

탈수증 · 338

불면증 · 340

나오는 글 · 344

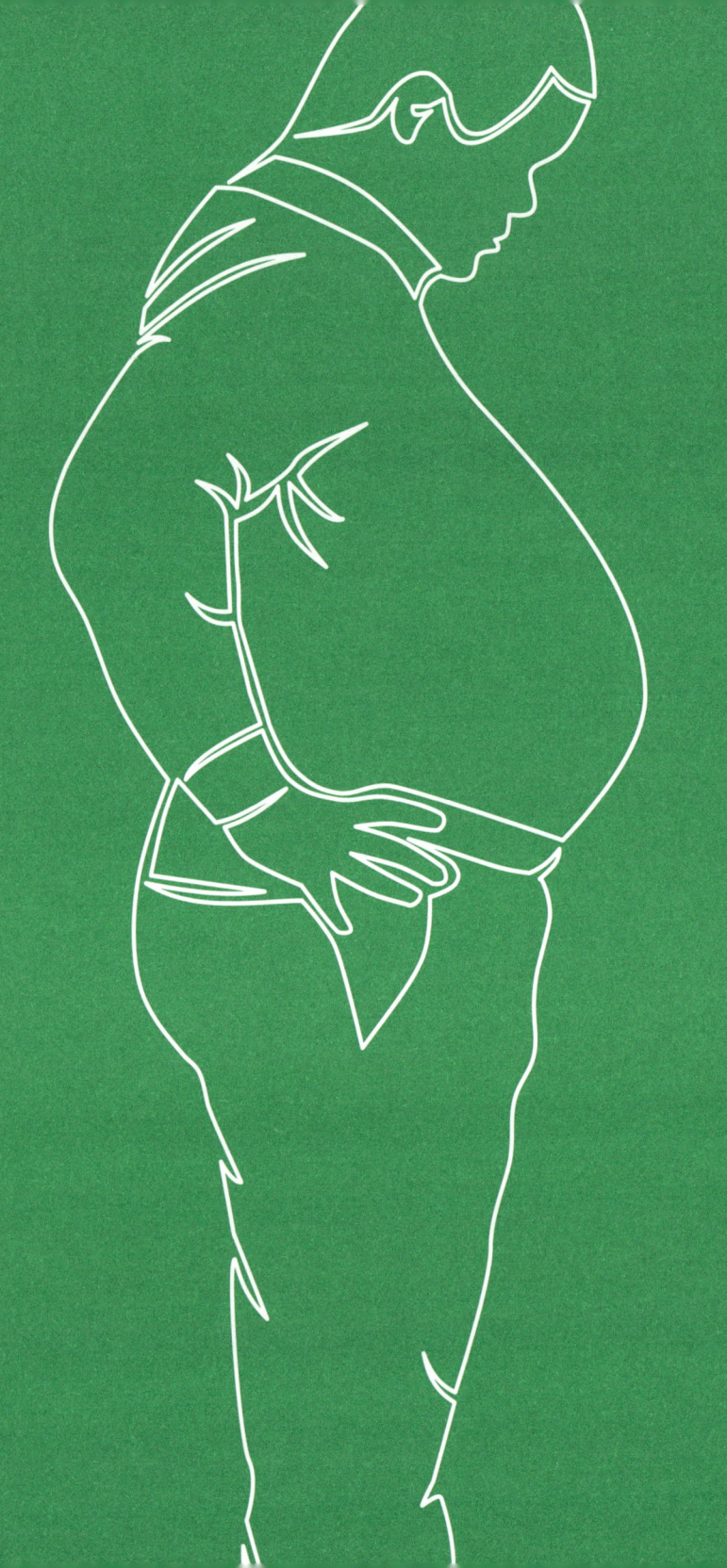

남아돌아 문제가 되는 세상입니다.
쌀밥 한 번 마음껏 먹어 보고 싶었던 시절을 지나
요즘은 천대받던 잡곡밥이나 현미를 좋아하는 세상이 되었고
'어떻게 하면 열량을 낮출 수 있을까?' 하고
고민하는 세상이 되었습니다.

1.
대사증후군

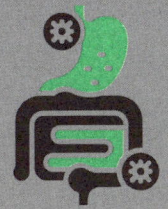

비만

비만으로 고민하는 사람이 늘고 있습니다. 주로 미용 문제로 고민하는데, 비만은 오히려 만병의 시작이라는 점에 더 걱정해야 합니다. 둔해 보이는 데서 그치지 않고 실제로 둔해집니다. 둔해진 것 이상으로 건강을 유지하는 능력도 둔해집니다.

먹거리가 풍족해지고 식습관과 생활 습관의 변화가 주원인이지만, 물만 먹어도 살이 찐다는 사람도 있습니다. 먹는 양이 적은데도 살찌기 때문인데요. 이는 기초대사량이 적은 냉한 체질이거나 스트레스가 특히 심한 경우입니다. 심한 스트레스의 초기에는 과식하고 열이 뜰 수 있습니다.

K 양은 재수생입니다. 심한 스트레스로 비만, 내당능장애, 고지혈증, 다낭성난소증후군이 생겼습니다. 생리불순이 심하고, 체모가 얼굴과 팔다리에 많이 생기고, 혈당이 높아져 당뇨의 전 단계가 되었습니다. 총명탕에 다낭성난소증후군과 교감신경의 과 항진을

줄이기 위한 한약을 첨가하여 치료했습니다. 그 결과, 제반 증상이 호전되고 성적도 올라 원하던 대학에 들어갔습니다.

비만은 물론 열이 뜨는 교감신경의 과 항진은 한약이 좋습니다. 수험생에게 총명탕은 물론이고, 교감신경의 과 항진으로 발생하는 제반 증상을 치료해 주어야 합니다.

스트레스가 비만의 원인이 되는 이유는 교감신경을 과하게 긴장시키기 때문입니다. 이로 인해 인슐린의 기능이 떨어지게 됩니다. 인슐린의 기능이 떨어지면 세포는 밥을 먹지 못하고 혈액 속의 밥, 즉 포도당이 남아돌게 됩니다. 높아진 혈액 속의 포도당이 지방으로 바뀌고, 지방세포를 키우기 때문입니다. 몸이 냉한 사람은 세포가 밥을 적게 먹기 때문에 혈당이 높아지면서 같은 과정으로 살찌게 됩니다. 스트레스로 교감신경에서 분비되는 염증유발 물질도 지방축적을 촉진합니다.

비만이 만병의 시작인 이유는 고지혈증, 당뇨병, 동맥경화증, 고혈압 같은 대사증후군의 시작이기 때문입니다. 사람에 따라서 지방세포가 적어 비만이 심하지 않으면서도 이런 대사증후군이 심할 수 있습니다. 대사증후군은 협심증, 심근경색, 뇌졸중 같은 심혈관 질환은 물론이고 치매나 암과 같은 많은 난치병의 원인이 될 수 있습니다. 스트레스와 비만은 인슐린 저항성을 악화시키고 염증 물질을 분비하여 만성 미세염증을 일으키고 온몸을 녹슬게 합니다.

'대한비만학회' 통계에 따르면 우리나라 성인의 비만 유병률은

2019년 기준 36.3%로, 2009년부터 최근 11년간 계속 증가했으며 특히 남자가 심했습니다. 2019년 기준으로는 23.9%입니다.

비만의 진단은 일반적으로 체질량지수(BMI, Body Mass Index)를 사용해 평가합니다. 체질량지수는 체중(kg)을 신장(m)의 제곱으로 나눈 값으로 계산됩니다. 정상 체중은 체질량지수가 18.5~22.9, 과체중은 23~24.9, 비만 1단계는 25~29.9, 비만 2단계는 30 이상입니다. 35.0 이상을 3단계 또는 고도 비만으로 구분합니다.

예를 들어, 키 170cm(1.7m), 몸무게 70kg이라면 BMI=70/(1.7×1.7)=24.2로 과체중에 해당합니다. 170cm인 사람의 정상 체중은 53.5에서 66.2kg 미만입니다. 과체중은 66.2kg 이상 72.3kg 미만이며, 72.3kg 이상은 비만입니다. 1단계의 비만은 72.3kg 이상 86.7kg 미만이며, 2단계의 비만은 86.7kg 이상 101.2kg 미만이며, 101.2kg 이상은 고도비만입니다. 허리둘레로는 남성 90cm 이상, 여성 85cm 이상입니다. 허리둘레는 복부 비만을 평가하는 데 유용하며, 심혈관질환과 당뇨병 등의 위험도를 판단하는 데 중요합니다.

미용을 위해서도, 건강을 위해서도 반드시 체중 관리를 해야 합니다. 이번 기회에 체질량지수를 계산해 보시고 과체중인지 비만인지 확인해 보시기 바랍니다.

나이 들면 오히려 과도한 체중 조절이 건강을 해칠 수 있습니다. 나이 든 분은 평소보다 조금 적게 먹으면서 고지혈증, 당뇨병 등의 대사증후군을 예방해야 합니다.

고지혈증

　　조용한 살인자인 고지혈증이 늘고 있습니다. 고지혈증은 동맥경화증을 거쳐 심장마비로 돌연사하거나 뇌졸중으로 평생 팔다리 마비 등의 장애를 안고 살게 하는 주범입니다. 2022년 한국지질동맥경화학회 자료에 따르면 이상지질혈증은 우리나라 20세 이상 성인 중 40.2%에서 나타날 정도로 흔한 질환이며, 나이에 따라 유병률도 증가합니다.

　　고지혈증이 생겨도 대부분 뚜렷한 증상이 없습니다. 다만, 동맥경화증이 진행된 상태에서 고지혈증이 심하면 증상이 생길 수 있습니다. 머리의 혈액순환장애로 뇌 기능이 떨어지면서 어지럽거나 머리가 무겁거나 안개 낀 듯한 느낌이 들 수 있습니다. 하지만 고지혈증은 검사로 알게 됩니다.

　　고지혈증약을 복용해야 좋은지 여부에 대해서는 논란이 많습니다. 복약도 중요하지만 먼저 원인을 개선해야 합니다. 진료하다 보면 대부분은 원인을 개선하지 않고 고지혈증약만 복용합니다. 편리하기 때문인데요. 먼저 원인인 식습관, 생활 습관, 스트레스를 개선해야 합니다. 고지혈증으로 몇 달 사이에 동맥경화증이 생기는 것은 아닙니다. 수십 년에 걸쳐서 진행되는 병이므로 몇 달간 식이요법을 먼저 해 보는 것이 좋습니다. 원인 개선으로 약이 필요 없어지거나 줄일 수도 있습니다. 더 좋은 이유는 이런 개선 노력이 건강해지는 방법이 되기 때문입니다.

약을 먹는 경우 부작용이 나타날 수도 있습니다. 주된 부작용은 근육이 약해지고 근육통이 생기는 것입니다. 이럴 땐 약의 종류를 바꾸어야 합니다. 특히 자몽이나 석류를 같이 먹는 것은 피해야 합니다. 그리고 나이가 많이 든 분과 경도인지장애나 치매 환자는 약이 오히려 나쁠 수 있습니다. 동맥경화의 진행을 예방하는 효과보다 뇌가 약해지는 것이 더 문제가 되기 때문입니다.

고지혈증의 발생 원인은 기름진 음식과 과식이지만 유전적 체질, 신체적 활동 부족 그리고 스트레스도 중요한 원인이 됩니다.

음식량이 많아진 것만 과식이 아닙니다. 열량이 높은 기름진 음식을 많이 먹는 것도, 혈당을 빨리 올리는 혈당지수가 높은 단순 당, 가공식품, 주스, 음료수, 술 등을 좋아하는 것도 일종의 과식입니다.

신체적 활동이 부족한 것도 고지혈증의 중요한 원인입니다. 에너지 소모가 줄어들면 보통 양의 음식도 과식이 됩니다. 더 큰 이유는 활동 부족이 인슐린 저항성을 악화시키기 때문입니다. 인슐린 저항성으로 혈당이 높아지면서 고지혈증이 됩니다.

스트레스가 적당히 많아지면 뇌 운동에 도움이 되지만, 과도한 스트레스는 인슐린 저항성을 악화시키고 염증 물질을 증가시킵니다. 인슐린 저항성으로 대사증후군이 심해지고, 염증 물질은 온몸을 녹슬게 합니다. 콜레스테롤이 염증에 의해 산화되면 동맥경화증이 생기기 더 쉽습니다.

유전적으로, 체질적으로 콜레스테롤 합성이 증가할 수 있습니다. 이런 경우 복약해야 할 가능성이 큽니다. 이외에도 신체적 활동 부족, 스트레스, 성격 등으로도 고지혈증이 생기게 됩니다. 교감신경 과긴장을 통해 인슐린 저항성이 커지기 때문입니다.

보통 하루에 콜레스테롤을 1000mg을 몸에서 생산하고, 1000mg을 배설하며, 200~300mg을 음식으로 먹고, 200~300mg을 사용합니다. 혈중 콜레스테롤 수치는 먹은 양과 합성하는 양은 올리고, 소모하는 양과 배설하는 양은 내리게 됩니다. 먹는 양도 중요하지만 만들거나 배설하거나 소모하는 체질적인 면도 중요합니다. 먹는 양과 생산하는 양은 줄이고, 소모하는 양과 배설하는 양은 늘려야 합니다.

고지혈증을 줄이는 좋은 식단이 지중해 식단입니다. 이보다 더 좋은 식단은 소박한 우리 전통 할머니 식단입니다. 물론 개선해야 할 점도 있습니다. 밥은 줄이고, 좋은 지방은 늘리고, 단백질도 늘려야 합니다. 과다한 육류 섭취는 나쁘지만, 육류를 너무 적게 먹으면서 탄수화물을 많이 먹으면 오히려 몸에서 콜레스테롤 합성이 늘어나게 됩니다. 밥은 줄이고 고기는 조금씩 먹는 것이 좋습니다. 콜레스테롤 배설을 돕도록 식이섬유가 풍부한 과일 채소도 필요합니다. 음식 이외에도 매일 30분 이상 유산소운동하고, 체중을 관리하고, 흡연과 과음을 피해야 합니다.

매일 땀이 날 정도로 운동하고, 스트레스를 없애기 위해 적당하게 잘 쉬고 잘 자야 하며, 밥은 조금 모자라게 먹고, 대신 채소와 나물을 늘리고 약간의 과일을 먹으며, 올리브기름이나 들기름과 기름진 생선을 자주 먹고, 가금류나 육류를 매일 체중당 1g에서 1.5g 정도를 먹는 것이 좋습니다.

참고로, 콜레스테롤의 정상 범위는 총콜레스테롤은 200mg/dL 미만이며, 200~239mg/dL은 경계 영역이며, 240mg/dL 이상은 높은 상태입니다.

LDL 콜레스테롤은 100 미만이 양호하며, 100~129는 높은 정상이며, 130~159는 경계 영역이며, 160~189는 높은 상태입니다. 190mg/dL 이상은 매우 높은 상태입니다. LDL 콜레스테롤 중에서도 입자 크기가 작은 것이 더 나쁩니다.

HDL콜레스테롤(High Density Lipoprotein Cholesterol)은 남자 40mg/dL 이하는 낮은 수치이며 여자 60mg/dL 이하도 낮은 수치입니다. 너무 수치가 높으면 제 기능인 콜레스테롤을 제거하는 기능이 떨어진 것으로 오히려 더 나쁠 수 있습니다.

중성지방은 150mg/dL 미만이 정상이며, 150~199 사이가 경계 수치이며, 200~499가 높은 수치입니다. 500mg/dL 이상은 매우 높은 상태입니다. 중성지방은 검사하기 전에 먹은 음식에 따라 수치 변동이 큽니다.

이들 중 하나라도 기준을 벗어나면 고지혈증으로 진단할 수 있으며, 특히 LDL 콜레스테롤 수치가 가장 중요한 위험 인자로 간주합니다.

고지혈증도 비만, 혈당 상승, 고혈압처럼 교감신경 과 항진과 관계가 있습니다. 매일 땀이 나는 운동을 하고, 쓴 채소를 즐겨 먹는 것이 도움이 됩니다. 때로는 한약으로 열을 내리는 약이 도움이 됩니다. 체질을 개선한다고 표현합니다.

당뇨병

나이 들면 죽는 것보다 오래 고생하는 것을 더 무서워하게 되는데요. 중앙치매센터의 발표에 의하면, 50세 이상의 경우 치매, 암, 뇌졸중 다음으로 두려워하는 병이 당뇨병이며 그다음이 심장병으로 나타났습니다. 갑자기 목숨을 잃게 되는 심장병보다도 오래 고생할 수 있는 당뇨병을 더 무서워하는 것으로 나타났습니다.

국민건강영양조사 결과에 의하면, 2012~2018년 동안 국내 30세 이상 성인 인구의 7명 중 1명(13.8%)이 당뇨병을 앓고 있습니다. 65세 이상 성인에서는 10명 중 3명으로 증가합니다. 나이 들수록 당뇨병이 잘 생깁니다. 우리나라의 경우 남성은 40대, 여성은 50대에 당뇨병 유병률이 10%를 넘었습니다.

당뇨병의 진단 기준은 공복 혈당이 70~99mg/dL이면 정상이고, 100~125mg/dL이면 공복 혈당 장애이며, 두 차례 이상 측정 시 공복 혈당이 126mg/dL 이상이면 당뇨병입니다.

경구 당 부하 검사는 75g의 포도당을 복용한 후 2시간 후 혈당을 측정하는 방법입니다. 경구 당 부하 검사나 식후 2시간 혈당 검사에서 140mg/dL 미만이면 정상, 140~199mg/dL이면 내당능장애, 200mg/dL 이상이면 당뇨병입니다.

당화혈색소(HbA1c)는 최근 3개월 동안의 평균 혈당입니다. 혈색소가 있는 적혈구의 평균 수명이 120일이 되지 않기 때문입니다. 5.6% 이하면 정상, 5.7~6.4%는 당뇨 전 단계, 6.5% 이상은 당뇨입니다.

당뇨병이 무서운 이유는 나는 잘 먹어도, 내 몸은 잘 먹지 못하는 영양실조 상태라는 것입니다. 영양실조가 생기면 기력이 떨어지고 온몸이 약해집니다. 당뇨병은 세포가 굶고 있는 일종의 영양실조증 상태입니다. 세포로 포도당이 들어가지 못해 세포는 굶는 상태이지만, 혈액 속의 포도당은 남아돌아 혈당이 높아집니다. 높아진 혈액 속의 포도당이 소변으로 흘러나올 정도가 되면 당뇨병이라 합니다.

당뇨병은 에너지 생산이 부족해지면서 생기는 문제와 혈당이 높아 대사증후군이 악화하면서 생기는 문제 등으로 많은 건강 문제를 일으키게 됩니다. 혈당도 정상으로 낮춰야 하지만 세포도 굶지 않고 포도당을 먹게 해야 합니다.

당뇨병을 치료하지 않으면 많은 문제가 발생합니다. 반면에 당뇨병의 과도한 치료로 문제가 발생하기도 합니다. 치료 중에 저혈당으로 생명을 잃을 수도 있습니다. 특히 인슐린 주사를 맞거나 인슐린 분비를 촉진하는 혈당강하제를 복용할 때 더 주의해야 합니다. 음식을 먹은 양이 적었거나 평소보다 활동을 너무 많이 했거나 질병으로 에너지를 많이 사용했거나 약의 양이 상대적으로 과했을 때 생기기 쉽습니다.

혈당이 70mg/dL 이하이면 저혈당이지만, 당뇨병 환자는 이보다 높은 혈당에서도 저혈당 증세가 생길 수 있습니다. 증상으로 배가 고프고, 식은땀이 나고, 어지럽고, 가슴이 두근거리고, 피로하고, 짜증이나 화가 잘 나고, 머리가 아프고, 떨릴 수 있습니다. 당질을 함유한 음식을 빨리 먹고 쉬어야 합니다. 주스나 가당 콜라나 사이다 반 잔, 사탕 3~4개 정도, 설탕 1 큰 술 등이 좋습니다. 의식이 혼미한 상태에서는 질식이나 폐렴의 문제가 생길 수 있어 가까운 응급실로 빨리 후송하는 것이 좋습니다.

저혈당의 위험성 이외에도 당뇨병이 무서운 건 합병증 때문입니다. 주로 치료를 제대로 하지 못하거나 오래되어 당뇨병이 심해진 경우 더 잘 생깁니다. 급성과 만성 합병증이 있습니다. 급성 합병증으로 '당뇨병성 케톤산증'과 '고삼투압성 고혈당성 비케톤성 혼수'가 있습니다.

당뇨병성 케톤산증은 주로 제1형 당뇨병에서 발생하며, 인슐린 부족으로 인해 체내에 케톤체가 축적되어 산증을 유발합니다. 증상으로는 탈수, 호흡 곤란, 구토 등이 있습니다. 고삼투성 고혈당성 비케톤성 혼수는 제2형 당뇨병 환자에게 생길 수 있으며, 극도로 높은 혈당(600mg/dL 이상)과 심한 탈수로 인한 혼수상태가 주요 증상입니다.

만성 합병증으로, 미세혈관 합병증과 대혈관 합병증과 기타 합병증이 있습니다. 미세혈관 합병증으로 망막, 말초신경, 신장이 나빠집니다. 대혈관 합병증으로 심근경색과 뇌졸중이 잘 생기며 사지 혈관의 순환장애로 궤양이 생길 수도 있습니다. 기타 합병증으로 발에 상처가 잘 생기고, 염증이 잘 생기고, 면역력이 떨어져 잘 낫지 않습니다.

당뇨병은 높은 혈당으로 인한 합병증도 중요하지만 세포가 굶는 기력이 약한 상태도 문제가 됩니다. 기력이 약하면 면역력을 비롯한 각종 생리 기능이 떨어집니다. 식사량만 줄여서 혈당만 낮추면 몸이 약해질 수 있습니다. 치료를 받아야 합니다.

혈당은 식사의 양, 공복 시간, 운동과 활동의 양, 질병이나 감염, 스트레스 등으로 변수가 많습니다. 생활을 규칙적으로 일정하게 하는 것이 중요합니다. 음식의 종류에 따라서도 영향을 많이 받습니다. 혈당지수가 낮은 음식이 좋습니다. 혈당지수를 낮추기 위해 나물이나 채소를 많이 섞어서 비빔밥으로 먹는 것도 방법입니다.

당뇨병에 운동이 중요한 이유는 칼로리 소모 때문만은 아닙니다. 운동으로 땀이 나면 교감신경의 과 항진이 줄어들면서 인슐린 저항성이 개선되기 때문입니다. 마찬가지로 쓴 채소가 도움이 됩니다.

◆ **인슐린 저항성**

주로 포도당이 세포에 들어가서 태워져야 에너지가 생깁니다. 에너지가 몸을 데우고, 심장을 뛰게 하고, 숨을 쉬게 하는 등 몸의 생리 기능을 발휘하게 합니다. 포도당이 세포로 들어가기 위해서는 인슐린의 도움이 필요합니다. 인슐린이 제대로 기능을 발휘하지 못하는 것이 인슐린 저항성입니다.

음식을 소화하여 혈액으로 들어온 포도당이 세포로 들어가는 데는 대문이 있습니다. 대문은 자물쇠로 잠겨 있습니다. 자물쇠는 인슐린 수용체입니다. 인슐린은 열쇠입니다. 인슐린이라는 열쇠로 인슐린 수용체라는 자물쇠를 따고 문을 열어 주어야 포도당이 세포 안으로 들어가게 됩니다.

인슐린은 췌장의 베타 세포에서 분비되는 호르몬입니다. 인슐린 저항성은 근육, 지방, 간의 세포 등에서 자물쇠가 잘 열리지 않는 상태입니다. 잘 열리지 않는 자물쇠가 많아지면 포도당이 세포 속으로 들어가지 못하고, 혈액에 남게 되면서 혈당이 오르게 됩니다. 혈액 속에는 포도당이라는 밥이 많지만, 세포는 밥을 제대로 먹지 못해 배가 고프고 힘이 나지 않습니다.

인슐린 저항성으로 혈당이 오르면 이를 낮추기 위해 인슐린을 많이 분비하게 됩니다. 그래도 혈당이 높으면, 이를 낮추기 위한 새로운 길이 생깁니다. 간에서 포도당을 글리코겐으로 만들고, 지방을 만드는 길입니다. 포도당 복합체인 글리코겐 창고는 금방 찹니다. 그래도 남는 포도당은 중성지방과 콜레스테롤과 같은 지방으로 바뀌게 됩니다. 지방이 지방세포를 살찌워 비만이나 지방간 등이 되고, 혈액 속에 많이 남아 있으면 고지혈증이 되고, 그래도 혈당이 높으면 당뇨병이 됩니다. 고지혈증이 오래되면 동맥경화증과 고혈압으로 이어지고, 결국에는 심근경색이나 뇌졸중을 일으키게 됩니다.

인슐린 저항성을 개선하는 방법으로 땀을 빼는 것이 좋습니다. 특히, 운동으로 땀을 빼면 교감신경의 과 항진이 줄어들면서 인슐린 저항성이 개선됩니다.

동맥경화증과 죽상동맥경화증

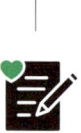

　동맥경화증은 뚜렷한 증상이 없습니다. 그러나 동맥경화증이 진행되면서 혈압이 높아집니다. 체중 증가나 소금을 많이 먹거나 스트레스가 심하거나 하지 않은데도 혈압이 올랐다면 동맥이 딱딱해진 것입니다. 더 심해지면 심근경색이나 뇌졸중 같은 심혈관질환을 일으키게 됩니다.

　동맥경화증은 동맥의 벽이 두꺼워지고 탄력을 잃으면서 혈관이 점점 딱딱해지는 것을 의미합니다. 이로 인해 혈액순환이 저하되고 심장이나 다른 장기에 충분한 혈액을 공급하지 못하게 됩니다. 나이, 고혈압, 당뇨병, 흡연 등이 주원인이며 스트레스를 포함한 다양한 원인에 의해 발생할 수 있습니다.

　죽상동맥경화증은 동맥경화증의 일종으로, 동맥벽 안쪽에 지방, 콜레스테롤, 칼슘 등이 침착하여 플라크가 형성되는 질환입니다. 플라크가 점차 커지면서 죽처럼 끈적하고 물렁물렁한 죽종을 만들어 동맥의 구멍을 좁히고 혈액의 흐름을 방해합니다. 고지혈증, 비만, 당뇨병, 고혈압이 원인이며 이외에 활동 부족과 흡연도 원인이 됩니다. 동맥이 불완전하게 막히면 허혈증이 되고, 완전히 막히면 경색이 발생합니다.

동맥경화증과 죽상동맥경화증의 예방 및 치료법은 유사합니다. 건강한 식습관, 금연, 규칙적인 운동, 체중 관리는 필수적입니다. 비만, 당뇨병, 고지혈증, 고혈압을 잘 관리하고 치료해야 하며, 때로는 항혈전제를 사용해 혈전 발생을 예방해야 합니다.

동맥경화증이 많이 진행되기 전에는 무증상입니다. 동맥경화증의 원인이 되는 고지혈증이 심하면 어지러울 수도 있지만, 대체로 증상이 없습니다. 고지혈증의 원인은 많지만, 인슐린 저항성 증가가 큰 문제입니다. 인슐린 저항성은 교감신경의 과 항진과 관련이 큽니다. 명상, 운동, 수면, 휴식 그리고 음식도 중요합니다.

이와 반대인 경우도 있습니다. 90대가 된 L 여사는 60대 후반에 읍내에서 겨우 집으로 찾아온 적이 있습니다. 어지럽고 정신을 차리기 힘들었기 때문입니다. 혈압은 낮은 정상이고, 몸이 냉하고, 소식했습니다. 위염과 고지혈증 이외에 검사상 문제는 없었습니다. 위산 부족으로 육류는 별로 좋아하지 않았지만, 총콜레스테롤이 400mg/dL가 넘을 정도가 되면 어지러워진다고 했습니다. 소화제만 먹어도 위가 탈이나 고지혈증약을 복용하지 못했습니다.

이런 경우는 교감신경의 과 항진보다는 오히려 기능이 약하여 포도당 대사가 떨어진 것입니다. 혈당이 높아지면서 고지혈증이 심해졌습니다. 기를 보하고 몸을 따뜻하게 한약으로 총콜레스테롤이 200mg/dL 이하로 떨어지면서 몸이 따뜻해지고 어지러운 증상이 사라졌습니다. 이런 효과가 6개월 정도 지속되었습니다. 가끔 한약을 드시면서 90대가 넘었습니다.

고혈압

잘못된 식습관과 활동 부족 등으로 나이 들면서 고혈압이 늘고 있습니다. '대한고혈압학회' 통계에 의하면 만 19세 이상 고혈압 유병률은 2021년 기준으로 남자(25.2%)가 여자(17.1%)보다 8.1% 높았습니다. 남녀 모두 나이가 많을수록 고혈압 유병률이 높았고, 특히 여자 70세 이상은 69.9%로 가장 높았습니다.

2018년 한국 고혈압 진료 지침 기준에 의하면 120/80mmHg 이하가 정상 혈압입니다. 120~129/80 이하는 주의혈압입니다. 130~139/80~89mmHg는 고혈압 전 단계로 수축기 혈압이 120~139mmHg 사이이거나 이완기 혈압이 90~99mmHg 사이입니다. 140~159/90~99mmHg는 고혈압 1단계, 160 이상/100mmHg 이상을 2단계 고혈압이라 합니다.

2022년 개정안은 2018년 기준에 다음 세부 사항을 추가했습니다. 고위험도 고혈압이거나 고위험도 당뇨병이거나 합병증을 동반한 심혈관질환이 있는 경우는 좀 더 제한된 130/80mmHg 이하로 유지하도록 진료 지침을 개정했습니다.

고혈압을 약물 이외의 방법으로 조절해야 합니다. 체중을 줄이고 소금 섭취를 줄이면 심장에 부담을 덜 주고, 운동 등으로 매일 땀을 내거나 명상 등으로 교감신경 흥분을 줄이면 혈관 수축력이 떨어지면서 혈압을 많이 내릴 수 있습니다. 혈압약을 줄이거나 끊을 수도 있습니다.

혈압을 조절하지 않으면 동맥경화증이 진행하고 심장이 커져 혈압약이 듣지 않을 수 있습니다. 이외에도 심장질환과 뇌출혈이 생기기 쉽습니다. 반면에 과도하게 혈압을 낮추면 협심증과 뇌경색의 가능성이 커지고 뇌가 빨리 노화할 수 있습니다.

혈압을 잘 조절해야 하지만 나이 든 사람의 혈압을 너무 낮추는 것도 주의해야 합니다.

혈압약을 끊거나 줄이는 방법은 소금을 과하게 먹지 않고, 체중을 줄이는 것이 중요합니다. 여기에 명상, 운동 등으로 땀을 내고, 쓴 채소나 한약 등으로 교감신경의 과 항진 즉 열을 내리는 것이 중요합니다.

늙게 되면
심근경색, 뇌졸중과 같은 심혈관질환이 잘 생기고,
근육이 약해지는 근감소증과
골절이 잘 생기는 골다공증이 생기기 쉽고,
면역력이 약해 각종 감염병에 취약해집니다.

2.
심혈관 질환과 노인의 취약성

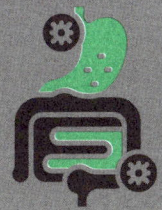

협심증과 심근경색

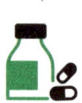

　멀쩡하던 사람이 갑자기 운명하면 온 가족이 받는 충격과 고통은 이루 말할 수 없는데요. 돌연사의 가장 큰 원인은 심근경색으로 인한 심장마비입니다. 심근경색이 생기기 전에 협심증이 오는 경우가 많지만, 때로는 협심증 없이도 발생할 수 있습니다.

　심근경색의 원인이 되는 심혈관질환이 늘고 있습니다. 심혈관질환은 비만, 당뇨, 고지혈증, 고혈압, 동맥경화증과 같은 대사증후군이 원인이 됩니다. 요즘 식습관과 생활 습관의 변화 및 스트레스의 증가로 대사증후군이 급격하게 늘었습니다.

　급성 심장정지 조사('23.12. 공표)에 따르면, 119구급대 이송 건수를 기준으로 병원 밖에서 발생한 급성 심장정지 환자 수는 조사가 시작된 2006년 27,823명 이후 점점 증가하여 2022년 35,018명으로 늘었습니다.

　심장마비가 오고 빨리 치료받지 못하면 운명하게 되죠. 심근경색의 부위가 커서 심장이 제대로 박동하지 못하고 멈추는 것이 심장마비입니다. 물론 갑자기 심장마비를 일으킬 수도 있습니다. 큰 혈전이 관상동맥을 막는 경우입니다. 심근경색이 생기기 전에 대부분은 협심증이 먼저 여러 차례 발생합니다.

협심증과 심근경색은 대표적인 심혈관질환입니다. 심혈관질환은 대사증후군이 악화하여 생깁니다. 요즘 심혈관질환이 많이 늘고 있습니다. 생활 습관과 먹거리의 변화와 스트레스 등으로 대사증후군이 늘었기 때문입니다. 통계청의 2022년 사망원인통계자료에 따르면, 급성 심근경색 등 허혈성 심장질환으로 인한 사망은 총 14,739명으로 인구 10만 명당 28.8명이었으며, 주로 40~60대에서 사망률이 높은 것으로 나타났습니다.

심장근육에 혈액과 산소를 공급하는 심장혈관을 관상동맥이라고 합니다. 관상동맥의 죽상경화증이 진행하면 구멍이 좁아집니다. 첫째, 피가 많이 필요한 상황이 되거나 둘째, 관상동맥이 수축하게 되면 혈액이 잘 순환하지 않습니다. 이로 인해 심한 가슴 통증이 일시적으로 생기는 것이 협심증입니다. 협심증은 혈액순환 부족이 해결되면 통증이 사라지는 가역적 병입니다,

그러나 관상동맥의 죽상경화증이 진행하면 관상동맥이 더 좁아지게 되면서 협심증이 자주 그리고 심하게 발생합니다. 이럴 때 관상동맥이 수축하거나 피떡이 생기면 완전히 막힐 수 있습니다. 심장근육으로 혈액과 산소가 공급되지 않아 심장근육이 손상되는 심

근경색이 됩니다. 심장근육은 다시 살아나지 못합니다. 비가역적입니다. 심근경색으로 망가진 부위가 크면 심장이 제대로 작동하지 못하고 심장마비가 옵니다.

협심증이나 심근경색은 심한 가슴 통증과 호흡 곤란을 일으킵니다. 심근경색 환자의 약 70~80%가 이전에 협심증을 경험한 과거력이 있습니다. 20~30%는 갑자기 발생합니다. 협심증이나 심근경색으로 가슴을 쥐어짜는 듯한 통증이 생길 수 있습니다. 협심증에 의한 가슴 통증은 대부분 수분 이내에 가라앉습니다. 만약 가슴 통증이 20~30분 이상 지속한다면, 이미 심근경색으로 진행되었을 가능성이 큽니다.

이외에 방사통도 잘 동반됩니다. 왼쪽 팔, 목이나 턱, 치아 쪽으로 뻗치는 방사통이 동반되기도 합니다. 더불어 힘이 빠지고, 숨이 차고, 어지럽거나 메스껍고, 소화가 잘 안 되는 등의 비특이적 증상이 나타나기도 합니다. 심근경색은 심장마비의 가장 흔한 원인입니다.

협심증이 가볍고 금방 증상이 사라져도 그냥 두면 안 됩니다. 정확한 검사와 치료는 물론이고, 동맥경화증이 진행되지 않도록 노력하고 혈전에 대한 대비책도 세워야 합니다.

◈ 심근경색의 치료 골든타임

심장마비가 시작된 후 첫 1시간이 치료의 황금시간입니다. 심장마비가 발생한 후 60분 이내에 적절하게 치료하면 회복할 가능성이 큽니다.

대부분의 사망과 심장마비가 이 기간에 발생하기 때문에 병원에 일찍 도착하여 치료를 받으면 거의 완전한 회복을 기대할 수 있습니다.

심장근육은 혈액 공급을 멈춘 후 80~90분 이내에 죽기 시작하고, 6시간 이내에 심장의 거의 모든 영향을 받는 부분이 돌이킬 수 없을 정도로 손상될 수 있습니다.

뇌졸중(Stroke)

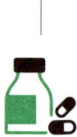

정말 무서운 병 중 한방에서 중풍이라고도 하는 뇌졸중도 있죠. 심하면 팔다리나 다른 신체 부위의 마비로 평생 장애를 안고 살아야 합니다. 또한 치매로 진행되기 쉬운 병이며, 협심증, 심근경색증도 생기기 쉬운 상태입니다.

통계청 발표에 따르면, 뇌졸중의 2021년 발생 건수는 108,950건(남자 60,907건, 여자 48,043건)으로 10년 전인 2011년 대비 9,412건(9.5%) 증가했습니다. 뇌졸중 발생률(건/10만 명당)은 2021년 212.2건으로, 남자 238.0건, 여자 186.6건이었습니다. 연령대가 높을수록 발생률이 높았으며, 80세 이상에서 1,508.4건으로 가장 높았습니다.

뇌졸중은 크게 뇌경색과 뇌출혈로 나뉩니다. 혈관이 막혀 피가 통하지 않는 뇌경색과 혈관이 터져 출혈이 생기는 뇌출혈로 뇌가 갑자기 다치는 질환입니다. 뇌졸중이 잘 발생하는 부위는 혈관이 좁아져 잘 막히거나 혈관이 약해져 터지기 쉬운 곳입니다.

혈압이 심하게 높으면 뇌출혈이 생기기 쉽고, 뇌경색의 빈도도 올라갑니다. 높은 혈압을 너무 많이 떨어뜨리면 뇌경색이 생기기 쉽고, 뇌의 혈액순환이 부족해지면서 뇌 기능이 떨어지기 쉽습니다. 나이 든 분의 혈압을 정상으로 철저하게 떨어뜨리는 것이 오히려 나쁠 수가 있습니다.

◆ 뇌졸중 치료의 황금 시간

뇌졸중이 생기고 후유증을 최소한으로 줄이려면 뇌졸중 증상 발병 후 3~4.5시간 안에 치료를 받아야 합니다.

뇌 동맥의 피떡(색전 또는 혈전)으로 막히는 급성 뇌경색은 전체 뇌졸중의 87%를 차지합니다. 뇌졸중 증상 발병 후 3~4.5시간 이내에 정맥 내 섬유소 용해제를 투여해야 합니다. 뇌졸중으로 인한 장애를 줄이는 것으로 나타난, 유일한 현재 치료법입니다.

뇌졸중을 예측하는 주요 징후는 얼굴이 처짐, 반신마비, 한쪽 사지 약화, 말 더듬기 등 갑작스러운 운동 및 감각적 장애입니다. 덜 알려진 징후와 증상에는 갑작스럽게 발병하는 현기증이나 심한 두통, 양쪽 손이 따로 놀거나 균형 상실, 보행 장애, 한쪽 혹은 양쪽 눈의 시력 상실 등이 있습니다. 사지 마비, 의식 상실 및 호흡 부전은 기저 동맥의 혈전증으로 인한 뇌졸중 징후입니다.

아홉수로 갑자기 건강이 나빠지는 것도 뇌졸중의 증상입니다. 골든 타임에 치료받는 것이 좋지만, 시기를 놓친 경우라면 한의원에서 어혈과 뇌세포 재활치료를 하는 것이 좋습니다.

80대 초반의 P 여사는 알츠하이머치매, 혈관치매가 많이 진행된 말기 환자로 뇌세포재활치료로 말문이 트이고, 대/소변을 가리고, 노래도 부르고, 걸을 수 있게 되었습니다. 혈전, 나쁜 혈액 등을 의미하는 어혈을 치료하는 한약도 첨가한 덕분에 혈액순환이 개선되고 약해진 뇌세포의 활력이 많이 회복되었기 때문입니다.

근감소증

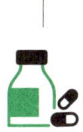

어느 날 거울에 비치는 저의 몸을 보았습니다, 팔다리가 너무 가늘게 보였습니다. 그냥 두었다가는 5년 안에 지팡이를 짚을 수도 있겠다는 걱정이 들었습니다. 그래서 본격적인 운동을 시작하게 되었습니다. 지금은 지하철 계단을 뛰어 올라갑니다.

나이 들면 다리에 힘이 빠지면서 지팡이를 짚고, 못 걷고, 못 앉아 있게 되죠. 근육량과 근력과 근육 기능이 약해져 걷지 못하면, 다른 육체적 활동도 줄어들 수밖에 없습니다. 이로 인해 신체 기능이 더 떨어지게 되고 근육이 더 빠르게 약해집니다. 점점 자신의 힘으로 일상생활을 할 능력도 사라집니다. 보행 속도가 초속 0.8m, 분속 48m 이하이면 근육 기능 저하로 간주합니다.

처음에는 근육량과 근력과 근육 기능이 서서히 감소합니다. 근력 감소, 피곤, 무력감을 느낄 수도 있으나 일상생활에는 큰 지장이 없습니다. 치매와 비교하면 주관적인지장애와 비슷합니다.

중간쯤 진행하면 근육량과 근력이 상당히 감소해 지팡이를 짚어야 할 정도가 됩니다. 계단을 오르거나 무거운 물건을 들거나 살아가기 위한 일반적인 신체 활동을 하는데도 어려움을 겪게 됩니다. 경도인지장애와 비슷합니다.

심해지면 근육이 대폭 줄어들면서 자신의 능력만으로 화장실에 가거나 자립적인 활동이 어려워지며, 결국은 침상 생활을 해야 합니다. 비유하자면 근육의 치매 상태입니다.

근육감소증이라는 sarcopenia는 그리스어의 육체라는 sarx와 빈곤이라는 penia에서 유래했습니다. 근육 감소는 염증성 사이토카인(면역 활성 물질)을 통해 분해되는 소모증과는 다릅니다. 근육감소증이 소모증과 함께 있을 수도 있습니다. 근육감소증을 예방하기 위해 평소 규칙적인 운동이 중요하고, 나이 들수록 단백질을 더 많이 먹어야 합니다.

특히 근력 운동과 유산소운동을 병행해야 합니다. 근력 운동은 근육 단백질 합성을 촉진하여 근력을 키우고, 유산소운동은 근육의 혈류 공급을 원활하게 하고 산화 스트레스를 감소하여 근육을 튼튼하게 합니다. 젊은 시절부터 근육과 근력을 키우고 관리해야 하지만, 이미 근육 위축이 시작되었어도 몸 상태에 맞는 노력과 치료를 해야 합니다.

더불어 나이 들수록 단백질을 더 많이 먹어야 합니다. 체중 1kg당 약 1.0~1.2g의 단백질 섭취가 권장됩니다. 젊은 시절보다 약

50% 더 필요합니다. 콩, 두부, 생선, 달걀, 가금류 등이 좋은 단백질 공급원입니다. 붉은 고기는 조금 적게 먹는 것이 좋습니다.

비타민 D와 칼슘도 충분히 섭취해야 합니다. 햇빛 노출과 보충제가 필요할 수 있습니다. 도시인 10명 중 8~9명이 비타민 D 부족 상태입니다. 금연과 절주는 염증과 산화 스트레스를 줄여 근육 건강에 긍정적인 영향을 미칩니다. 또한, 적절한 수면은 근육 회복을 도와줍니다. 운동 부족은 근감소증과 골다공증의 원인이 됩니다.

노인성 근육 위축은 심각한 질병입니다. 조기 진단도 중요하지만 젊은 시절부터의 예방 노력이 더 중요합니다. 운동, 영양 섭취, 생활 습관 관리 등의 다각적인 노력도 중요합니다. 근육을 튼튼하게 하면 뇌도 튼튼해집니다.

골다공증

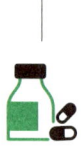

　골다공증은 비타민 D, 칼슘, 운동 부족이 주요 원인입니다. 놀라운 사실은 도시 사람 10명 중 9명은 비타민 D가 많이 부족합니다. 운동도 부족하며, 우리나라 물에는 칼슘이 부족하며 유당불내증인 사람이 많아 유제품 소모도 부족합니다. 이런 이유로 골다공증이 많고 나이 들어 골절로 고생할 가능성이 큽니다.

　골절은 건물의 기둥이 부러지는 것과 같습니다. 골절이 생긴 곳에 따라 다르지만, 거동이 힘들어지거나 몸을 가누기 힘들어집니다. 골절이 생기고 골다공증이 있다는 것을 확인하는 경우가 많습니다. 골다공증이 상당히 진행될 때까지는 뚜렷한 증상이 없기 때문입니다. 골다공증은 정상인보다 뼈가 약해진 경우입니다.

　나이 들면 뼈가 약해지고 골절이 잘 생길 수 있습니다. 골다공증이 있으면 골절이 생기기 더 쉽습니다. J 여사는 80대의 알츠하이머치매 중기 환자였습니다. 뇌세포 재활치료를 받고 노인정에서 할머니들에게 평양만두를 만드는 법을 가르쳐 주실 정도로 많이 호전되었습니다. 그러던 중 고관절 골절로 수술을 받은 후 치매가 심해지고 다시 회복되었습니다. 일 년 후 반대편 고관절 골절로 수술받고 나서는 치매가 많이 나빠지고 걷기가 힘들어지면서 뇌세포 재활치료로도 회복이 더뎠습니다. 이처럼 골절은 노년 건강의 큰 적입니다.

골다공증은 남성보다 여성에게서 잘 생깁니다. 골다공증은 골밀도가 감소한 질환으로 골절이 생기기 쉽습니다. 비타민 D의 부족, 칼슘과 인을 비롯한 무기질의 부족, 부갑상선기능항진증, 에스트로젠이나 테스토스테론 같은 호르몬의 결핍으로 골다공증이 생길 수 있습니다. 노화와 일부 질환에 의해서도 생깁니다.

비타민 D는 장의 칼슘 흡수와 콩팥의 칼슘 재흡수와 같은 혈액으로의 칼슘 흡수를 위해 필요합니다. 비타민 D는 음식으로 섭취하거나 햇빛에 의해 피부에서 합성할 수 있습니다.

골다공증 자체로는 뚜렷한 증상이 없습니다. 골절이 발생하여 뼈가 약해졌다는 것을 알게 되는 경우가 많죠. 골절은 통증을 동반하는 경우가 많습니다. 그러나 일부 척추 골절은 통증을 유발하지는 않고, 변형을 유발할 수 있습니다.

뼈는 파괴되고 재생성되는 재형성이 지속해서 일어납니다. 뼈 조직의 일부가 제거되고 새로운 뼈 조직으로 바뀌게 됩니다. 젊은 성인기에는 파괴되는 뼈보다 형성되는 뼈가 더 많습니다. 대략 30

세까지 골밀도가 점진적으로 증가합니다. 그 후 파괴가 형성보다 많아짐에 따라 골밀도가 천천히 감소하고, 궁극적으로 골다공증을 초래합니다.

골다공증은 천천히 점진적으로 진행하므로, 초기에는 특별한 증상이 생기지 않습니다. 뼈가 부러지는 경우, 골절의 위치에 따라 통증이 있을 수 있습니다. 척추뼈는 골다공증으로 인해 골절이 잘 생기는 부위입니다. 척추뼈의 압박 골절이 생겨도 아프지 않은 경우가 많습니다. 때로는 등이나 허리가 갑자기 아프고, 서거나 걸을 때 심해지기도 합니다.

햇볕을 쬘 기회가 적거나 식사만으로 권장량을 섭취할 수 없다면 보충제를 복용해야 합니다. 칼슘 보충제와 비타민 D가 필요할 수 있습니다. 가장 일반적인 칼슘 보충제는 탄산칼슘 또는 구연산 칼슘 형태입니다. 구연산 칼슘 보충제는 위산 억제제를 복용하거나 위 우회 수술을 받은 환자들이 섭취해야 합니다.

골다공증이 있는 사람들은 매일 600~800 국제단위(IU)의 비타민 D 보충제를 섭취해야 합니다. 비타민 D 결핍증이 있는 골다공증 환자에게는 훨씬 고용량이 필요합니다. 비타민 D는 생선 간유, 기름진 생선, 유제품, 버섯 등에 많습니다.

칼슘이 풍부한 음식으로 씨앗류, 유제품, 멸치와 정어리 꽁치, 콩류, 아몬드와 견과류, 잎채소가 있으며, 비타민 D가 풍부한 음식으로 송어, 연어, 참치, 정어리, 고등어, 달걀, 간유, 일광욕하면서 자란 버섯, 비타민 D 강화 음식 등이 있습니다.

약물을 3년 또는 5년 동안 복용해야 하나 골절 위험이 큰 사람은 더 오래 복용해야 할 수 있습니다.

골밀도 손실 후 회복하는 것보다 예방이 더 쉬우므로, 골다공증은 예방이 치료보다 더 중요합니다. 흡연과 과음을 피하고, 칼슘과 비타민 D 부족을 방지하고, 체중이 실리는 운동을 하고, 골다공증약을 복용하여 골다공증을 예방해야 합니다.

각종 감염

노인이 되면 가벼운 감기도 벅찬 병이 됩니다. 합병증으로 폐렴이 잘 생기고 생명을 잃는 경우가 많습니다. 감기로도 목숨을 잃을 수 있을 정도로 면역력이 약해진 것입니다. 조금만 추위도 추위를 심하게 탑니다. 에너지가 부족한 만큼 면역력도 약해져 있습니다.

80대 초반의 P 박사는 폐쇄성 폐 질환으로 인한 호흡 곤란과 폐렴으로 일 년의 반 이상을 입원했습니다. 한약 치료로 일 년 동안은 호흡곤란도 안정되고 폐렴도 생기지 않았지만, 정기 검사를 위해 잠깐씩 세 번 입원했습니다. 마지막 입원은 지병인 눈 수술을 위해 입원했지만, 불행하게도 폐렴이 걸리고 운명하셨습니다.

나이가 들면 면역력이 떨어집니다. 면역력 저하는 감염에 약하고, 회복력도 약하며, 중증으로 진행될 위험도 큽니다. 노인의 면역력 저하와 감염은 생명에 중대한 영향을 미칩니다.

나이가 들면 면역 세포의 수와 기능이 감소하여 병원체에 대한 방어 능력이 떨어집니다. 영양 결핍, 특히 비타민 C, 비타민 D, 아연과 단백질 부족은 면역력을 떨어뜨립니다. 면역력 저하가 만성병의 원인이 되기도 하고, 만성병이 면역력을 떨어뜨리기도 합니다. 만성적인 스트레스와 수면 부족도 저항력을 감소시킵니다. 이뇨제, 면역억제제, 항암제 등의 장기 복용은 면역력에 부정적인 영향을 미칠 수 있습니다.

나이 들면, 피부의 두께와 탄력이 감소하여 세균, 바이러스 등의 병원체가 신체에 침투하기 쉬워집니다. 요양 시설이나 병원에 장기 입원할 경우, 다양한 감염원에 노출될 가능성이 커집니다.

노인은 감기에도 취약하지만 특히 독감, 폐렴, COVID-19 등에 매우 취약합니다. 백신을 통해 예방하는 것이 중요합니다. 취약한 나이일수록 면역 체계가 약해지고, 신체적 기능이 저하되며, 만성질환이 많아져 감염에 대한 저항력이 떨어집니다. 이외에도 요로감염, 피부 감염, 식중독이나 장염, 결핵 등이 잘 생깁니다.

노인은 감염되어도 면역 반응이 약해 초기 증상이 뚜렷하지 않을 수 있습니다. 예를 들어, 감염되면 식욕이 더 떨어지고, 기력이 더 약해지거나 피곤해지고, 혼란과 착란이 생기거나 호흡 곤란 등이 생길 수 있습니다. 그러나 병원균과 제대로 싸우지 못해 고열은 나지 않습니다.

노인은 독감 백신, 폐렴구균 백신, 대상포진 백신 등을 정기적으로 접종받아야 합니다. 감염을 예방하기 위해 손 씻기, 개인위생 유지, 청결한 환경 관리가 필수적입니다. 규칙적인 운동, 만성질환 관리를 잘해야 합니다. 충분한 수면과 스트레스 관리는 면역력을 키우는 중요한 요소입니다.

늙으면 여기저기 아픈 데가 많아집니다.
관절염이 잘 생기고,
이외에 염증성 질환이 늘고,
영양실조가 생기기 쉬우며,
탈수증이 잘 생기고,
소양증으로 고통받기도 합니다.

3.
노인에게 흔한 건강 문제

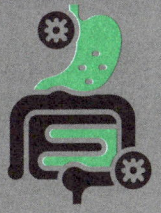

류마티스 관절염과 골관절염

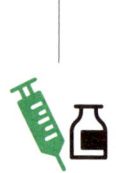

늙으면 아프지 않은 데가 없다고 하죠. 특히 신경통, 근육통, 골관절통이 흔합니다. 골관절염이 심해지고, 류마티스 관절염도 심해집니다. 관절염은 활동 능력을 떨어뜨리고 이로 인해 건강이 급격하게 나빠질 수 있습니다.

류마티스 관절염(RA, Rheumatoid Arthritis)은 자가 면역질환으로, 비정상적 항체가 자신의 관절을 항원으로 잘못 알고 공격하여 염증을 유발합니다. 유전적 체질적 요인과 감염이나 장누수증후군 등과 같은 환경적 요인이 복합적으로 작용하여 발생한다고 알려져 있습니다.

반면에 골관절염(OA, Osteoarthritis)은 연골이 약해지면서 발생하는 퇴행성 관절 질환입니다. 나이 들수록, 관절을 과도하게 사용할수록, 체중이 많이 실릴수록, 체질적으로 뼈와 관절이 약할수록 잘 발생합니다.

RA가 발생하는 기전은 항체가 관절을 외부 침입자로 인식하고 공격하여 관절의 활막에 염증을 일으키게 됩니다. 진행되면서 연골과 뼈도 손상하여 결국 관절이 변형되고 움직이기 힘들게 됩니다. RA는 대칭성으로 여러 관절에서 염증이 발생하며, 주로 손목, 손가락, 발목, 발가락 관절 등에 잘 생깁니다.

이와 달리, OA는 연골이 점진적으로 마모되면서 발생합니다. 결국은 뼈끼리 마찰이 일어나 관절이 뻣뻣해지고 통증을 유발합니다. 연골의 손실과 더불어 관절 주변의 뼈가 자라서 뼈의 돌출이 생길 수 있으며, 관절이 딱딱해지고 모양이 변할 수 있습니다. 주로 비대칭적으로 무릎, 엉덩이, 척추, 손 관절에 잘 생깁니다. 통증은 움직일 때 심해지고, 쉬면은 덜해지지만, 병이 심해지면 쉴 때도 계속 아플 수 있습니다.

RA는 염증 치료와 면역 조절이 우선입니다. 반면에 OA는 통증 완화와 관절의 부담을 줄여 주는 치료가 주된 치료입니다. 이외에도 스트레스, 기온, 섭생도 주의해야 합니다.

K 여사는 20년 가까이 RA로 유명한 류마티스 내과에서 진통제와 골다공증약을 복용해 왔지만, 치매로 10년 동안은 뇌세포재활치료를 하면서 이런 약을 끊게 되었습니다. 유명 음식점 대표인 70세의 Y 여사는 기억력 저하로 뇌세포재활치료를 받으면서 아주 오래된 손가락과 발목의 OA가 완치되다시피 좋아졌습니다. RA 같은 자가면역질환과 OA 같은 염증성질환에 한약이 큰 도움이 됩니다.

염증과 만성미세염증

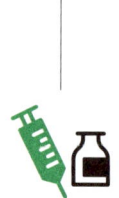

감염과 염증은 같은 것일까요? 공통점이 많지만 같은 것은 아닙니다. 감염은 외부에서 들어온 병원체(세균, 바이러스, 곰팡이, 기생충 등)가 체내에 침입하여 증식하는 상태를 말합니다. 염증은 감염, 외상, 자극 등에 대한 신체의 면역 반응으로, 손상된 조직을 복구하고 병원체를 제거하려는 과정입니다.

감염이 있는 경우, 염증 반응이 나타나는 것이 일반적입니다. 이는 병원체를 제거하고 조직을 보호하기 위한 면역계의 반응입니다. 하지만 모든 염증이 감염으로 인해 발생하는 것은 아닙니다. 염증이 생기면 발적(피부가 발갛게 변하는 것), 열감, 붓기, 통증, 기능 저하의 다섯 가지 증상과 징후가 나타납니다.

염증 반응이 지나치게 약한 경우 세포와 조직이 손상되면서 생명을 앗아 갈 수 있습니다. 반대로 지나친 염증은 패혈증, 심각한 혈전 등을 일으키며, 이 역시 생명을 위협할 수 있습니다. 급성 염증이 심해지면 전신 증상으로 피곤함, 발열, 근육통, 우울감 등이 생깁니다. 염증이 매우 심해지면서 사이토카인 폭풍이 생기거나 패혈증이 생기면 고열이 나고, 심박 수와 호흡 횟수가 증가하며, 혈압 하강, 의식 소실, 심한 혈전 등으로 사망할 수 있습니다.

만성 염증으로 동맥경화, 퇴행성 관절염 등 다양한 질병이 생길 수 있습니다. 피로, 열, 복통, 흉통 등과 같은 비특이적인 증상이 나타날 수도 있지만, 급성 염증보다 상대적으로 약하게 나타납니다. 만성 미세염증은 아예 증상이 없을 수 있습니다.

만성 미세염증 또는 저강도 만성 염증은 염증의 5대 증상 없이 약한 염증 반응이 지속하는 경우를 말합니다. 만성 미세염증, 즉 저강도 만성 염증은 심혈관질환과 치매를 비롯한 다양한 질병의 위험 인자입니다.

저강도의 만성 염증은 다양한 원인으로 인해 생기며, 저강도 만성 염증이 지속하면 관상동맥질환을 포함한 심혈관질환과 치매를 비롯한 다양한 질병이 생길 수 있습니다.

규칙적인 운동이 염증 반응의 감소에 도움이 됩니다. 가벼운 운동을 한 경우에는 염증 관련 수치가 감소하지만, 중등도 이상의 운동을 했을 때는 이러한 효과가 작게 나타납니다. 강도가 아주 높은 운동은 인체를 감염에 취약한 상태로 만들고, 급성 염증을 유발할 수도 있습니다. 의외로 일반인과 운동선수의 기본적인 면역 기능에 큰 차이가 없습니다.

노인의 영양실조증

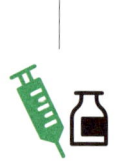

노인에게 이런저런 이유로 영양실조증이 아주 흔합니다. 영양실조증으로 건강이 빠르게 나빠질 수 있습니다. 먹는 것이 부실하고, 소화 흡수력도 떨어지기 때문이죠.

나이가 들수록 식욕이 감소하고, 소화 흡수 능력의 저하로 특히 지용성비타민과 비타민 B12, 칼슘, 철분 등이 부족해지기 쉽습니다. 장복하는 약물이 식욕을 억제하거나 영양소 흡수를 방해할 수 있습니다. 치아 구강 문제, 신체 활동 감소, 독거 생활, 경제적 이유, 만성질환 등의 다양한 요인으로 인해 영양실조가 발생할 수 있습니다.

체중과 근육량의 감소로 움직이거나 독립적인 생활 능력이 떨어집니다. 에너지 부족으로 쉽게 피로하고, 면역력이 떨어집니다. 철분, 비타민 B12 등의 부족으로 빈혈이 발생하기 쉬우며, 피부가 창백해지고, 어지럽거나 두통 등의 증상을 동반할 수 있습니다.

면역 기능도 약해져 감염에 취약해질 수 있으며, 피부가 건조해지고, 상처 치유가 느려지며, 머리카락이 가늘어지고 빠질 수 있습니다. 혼란, 기억력 저하, 우울증 등의 증상이 나타날 수 있습니다. 골다공증, 감염병, 정신 건강 악화, 신체 기능 저하 등이 생깁니다.

단백질과 칼슘 등의 미네랄, 비타민 D, 비타민 B12 등을 비롯한 비타민의 섭취를 강화한 균형 잡힌 식단이 필요합니다. 식사 시간이 즐거울 수 있도록 가족이나 친구와 함께 식사하는 것이 좋습니다. 또한 간단하고 영양가 높은 음식을 준비하는 것이 좋습니다. 치아 및 구강 관리와 독거노인에 대한 사회적 지원과 정기적인 관리가 필요합니다.

탈수증

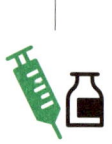

　탈수증은 수분과 소금을 비롯한 전해질이 많이 빠져나간 상태입니다. 피를 많이 흘린 것과 같은 위험한 상태로, 심하면 쇼크로 사망할 수 있습니다. 탈수증을 오래 내버려 두거나 반복하면 전신 건강도 나빠지지만, 특히 뇌가 손상되면서 치매가 되기 쉽고, 치매 환자는 크게 나빠질 수 있습니다.

　정상 노인과 달리 치매 환자는 탈수증이 되기 쉽습니다. 특히 섬망, 망상, 환각과 같은 문제가 있는 경우, 정신적 고통으로 용쓰다 보면 탈수가 쉽게 생깁니다. 혀를 들여다보면, 혀가 말라 있고 꼬여서 말을 잘 못합니다. 수액을 맞거나 싱거운 콩나물 국물처럼 약간 간이 된 물로 탈수를 교정해야 합니다. 그렇다고 과도한 수액 공급은 폐부종 등을 일으키기 쉬우므로 병의원 치료가 안전합니다.

　나이가 들수록 식사량과 수분 섭취가 줄어들고, 갈증 감각이 감소하고, 신체의 수분 조절 능력이 떨어져 노인들은 탈수증이 쉽게 생길 수 있습니다. 당뇨병, 심부전 등의 만성질환을 앓고 있거나 약물을 복용하면 탈수 위험이 증가할 수 있습니다. 탈수증이 심해지면 생명을 잃을 수도 있으며, 뇌와 같은 민감한 장기에 심각한 영향을 미칠 수 있습니다.

탈수증이 생기면 갈증이 생기고, 입안이 마르고, 어지럽고, 피곤하고 무기력해집니다. 수분이 부족해지면 소변량이 줄고, 색이 진하고 냄새가 독할 수 있으며, 신장이 제대로 작동하지 않아 신부전으로 이어질 수 있습니다. 피부가 거칠고 탄력이 떨어지게 되며 면역력이 떨어지고 감염이 쉽게 될 수 있습니다. 혈압이 크게 떨어지고, 정신이 혼란스럽고, 의식이 저하되고, 심하면 쇼크로 사망할 수도 있습니다.

노인들은 갈증을 느끼기 어려우므로 의식적으로 물을 자주 충분히 마시는 것이 가장 기본적인 예방책입니다. 이뇨제를 복용하는 경우, 탈수인지 자주 관찰해야 합니다. 노인에게 탈수증은 쉽게 생기고 빠르게 악화할 수 있으므로, 조기 발견과 적절한 관리가 필수적입니다.

특히 치매, 암, 각종 질환이 있는 경우 갑자기 상태가 나빠지면 먼저 탈수인지를 확인해 보시는 것이 좋습니다.

불면증

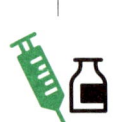

밤잠을 설치면 힘들죠? 더 큰 문제는 불면이 심하면 치매가 되기 쉽다는 것입니다. 불면증은 그 자체로도 고통스럽지만, 일상생활에 지장을 주고 피로를 누적시킬 수 있습니다. 특히 노년기에 수면 장애를 경계해야 하는 이유 중 하나가 바로 치매와의 연관성 때문입니다.

대한치매학회가 조사한 바에 따르면 수면 장애가 있는 환자들이 그렇지 않은 사람들보다 알츠하이머병에 걸릴 위험이 49%나 높다고 합니다. 노인의 약 반 이상이 수면 문제로 고통을 받고 있습니다.

수면 부족은 베타아밀로이드와 같은 알츠하이머치매의 중간 원인 물질을 제거하는 능력이 떨어지고, 활성산소의 발생을 줄이거나 해독 능력이 떨어지고, 뇌의 전기적 흥분의 정리가 불충분해 뇌의 청소와 활성 회복이 제대로 되지 않게 합니다.

수면 장애에는 잠이 부족한 불면증과 충분한 수면 후에도 피곤함을 느끼는 잠과 관련된 질병이 있습니다. 여기에는 코골이와 수면 무호흡증, 수면 과다증과 기면병 그리고 렘수면행동장애, 하지불안증후군 등이 대표적입니다.

불면증에는 잠들기 힘들거나 자주 깨거나 일찍 잠이 깨서 다시 잠들지 못하는 경우가 있습니다. 노인이 되면 뇌의 신경 기능이 떨어지면서 수면 리듬이 매일 20분 정도씩 앞당겨집니다. 이에 따라 노인이 되면, 일찍 졸리고 새벽에 일찍 깨게 됩니다. 일주기 리듬에 따라 수면을 유지하는 멜라토닌이 어두워지면 분비가 되고, 깊은 잠에 빠지는 새벽 3시 전후로 많이 분비되고, 밝아지면 중단됩니다. 노인이 되면 송과체가 약해지면서 멜라토닌이 부족해지고, 일주기 리듬이 불안정해지고, 기타 수면 관련 신경전달물질의 감소로 불면증이 생깁니다.

불면증 이외에도 흔한 수면 장애로 수면 무호흡증, 수면 과다증, 렘수면행동장애, 하지불안증후군 등이 있습니다. 수면 무호흡은 수면 중에 호흡이 멈추는 현상으로 수면 중 시간당 5회 이상 나타나면 수면 무호흡증으로 봅니다.

수면 과다증은 밤에 7시간 이상 잤는데도 낮에 잠이 모자라는 듯 과도한 졸음이 오는 경우입니다. 기면증은 버티기 힘든 졸음으로 갑작스럽게 잠에 빠지는 것으로, 심하면 먹거나 말하거나 걷는 도중에도 나타날 수 있습니다.

렘수면행동장애는 렘수면 시간 동안 근육의 마비 상태가 풀리고, 꿈에 따른 과도한 움직임과 이상 행동을 보이는 질환입니다. 하지불안증후군은 잠들 무렵에 다리에 이상한 불편감이 느껴져서 편하게 잠들지 못하는 상태를 말합니다. 환자마다 불편감이 다르게 나타나며 통증과는 차이가 있습니다.

불면증을 포함한 수면 장애는 뇌가 약해지면서 잘 발생하고, 이런 수면 문제는 다시 뇌에 부담을 주면서 삶의 질을 떨어뜨리며, 뇌가 상대적으로 빠르게 노화할 수 있습니다.

◆ 잘 자기 위한 행동

1. 야간에 흥분되는 활동을 하지 말고, 반신욕, 샤워, 복식호흡 등으로 이완해야 합니다.
2. 잠드는 시간과 깨는 시간을 정해 바이오리듬이 안정되게 만들어야 합니다.
3. 침대에서는 수면만 하고, 침대에 그냥 누워 있는 시간을 없애야 합니다.
4. 낮잠을 피하고, 햇빛 노출과 낮 활동을 해야 합니다.
5. 커피와 술을 끊어야 합니다.
6. 쾌적한 수면 환경으로 만들어야 합니다.

◆ 수면을 도와주는 음식

1. 천연 멜라토닌을 함유: 타트 체리, 포도, 밥, 우유
2. 마그네슘 함유: 시금치, 아보카도, 해바라기씨
3. 오메가3가 풍부한 음식: 연어, 고등어, 아마씨, 치아씨드
4. 차: 카모마일차, 라벤더차, 페퍼민트차, 대추차, 꿀차

◆ 수면을 방해하는 것

1. 커피, 홍차, 녹차, 콜라
2. 알코올
3. 자극적 음식
4. 기름진 음식

나오는 글

이제 무엇을 더 해야 할까요? 스티브 잡스의 명언을 언급하겠습니다.

'당신은 당신을 위해 차를 운전해 줄 사람과 돈을 벌어줄 사람을 구할 수 있지만, 당신을 위해 대신 질병을 앓아 줄 사람을 얻을 수는 없다.'

지금까지 섹시백세라이프를 위한 건강법을 가정의학과에서 배우고 경험한 것과 한의과 대학에서 배우고 경험한 것을 융합하여 보이지 않은 세계까지 건강 과학에 대한 깨달음과 견해를 알려 드렸습니다.

70세를 맞으며, 자신에게 하는 조언으로 긴 시간 정리했습니다. 가장 중요한 것은 자신의 건강이 가족의 행복을 지켜 준다는 것입니다. 건강이란 것은 자신은 물론, 부모와 자녀들에게 큰 책임입니다. 한순간도 게을리하지 않아야 할 우리의 의무입니다.

40년 넘게 다양하고 많은 환자를 치료하면서 분에 넘치도록 사랑과 큰 행복을 누렸습니다. 또한 하면 안 되겠다는 교훈도 폭넓게 배웠습니다. 진료실을 찾아오신 모든 분께 의사이자 한의사로서 항상 신중하게 최선을 다했습니다. 가족처럼 여기고 뼈 때리는 조언을 드릴 때도 있었습니다. 항상 건강을 지켜 드리고자 연구하고 노력했습니다.

이 책으로, 두 가지만 마음에 담았으면 합니다. 하나는 건강할 때 건강을 지켜야 한다는 결심입니다. 또 하나는 누구의 도움 없이 가족과 함께 살며, 백세까지 빛나게 활동하겠다는 결단입니다. 항상 자신의 몸과 대화하시길 바랍니다. 그리고 평소와 다른 느낌이 바로 없어지지 않는다면, 반드시 의사를 찾아가길 부탁드립니다. 넘치는 정보로 이것저것 좋다는 것만 쫓지 말고, 인류의 건강을 위해 인생을 바친 경험 많은 의사, 한의사와 의논하시길 당부드립니다.

마지막으로 정리하자면, 치매는 멀쩡할 때 예방 차원의 뇌세포 재활을 반드시 해야 합니다. 치매와 암을 비롯한 모든 병이 그러하듯이 생활 습관, 음식 습관, 운동 습관 그리고 마음 습관까지 잘 살피고 바르게 해야 합니다. 열심히 사는 것이 건강과 장수의 기본 조건이지만, 너무 열심히 살면 스트레스와 과로가 되어 만병의 근원이 됨을 잊지 말아야 합니다. 100세까지 건강한 인생을, 섹시백세건강을 누리시길 바랍니다.

책을 덮으며 이렇게 자신에게 말하세요! 저도 그렇게 하고 있습니다.

"건강에 관심을 두어야 하는 나이가 되었구나!"
"이제부터라도 행동해야지!"
"지금 당장!"

그리고 함께하고 싶은 가족과 지인에게도 전하십시오!
마지막으로 우리 '오섬' 가족과 함께할 노후의 새로운 패러다임을 소개하며, 마치겠습니다.

노후의 새로운 패러다임은

1. 우리는 노후를 '포기'라고 생각하지 않습니다.
2. 우리는 노후를 그냥 집에 있는 것이라고 생각하지 않습니다.
3. 우리는 노후를 누구나 아픈 것이라고 생각하지 않습니다.
4. 우리는 노후를 자식이 책임지는 것이라고 생각하지 않습니다.

5. 우리는 노후를 '은퇴'라고 생각하지 않습니다.

6. 우리는 노후를 아무것도 할 수 없는 것이라고 생각하지 않습니다.

"섹시백세건강법으로 누가백활 하세요!"

2025년 1월 28일 오섬에서,

암도 이겨 낸 치매명의

김시훈

암도 이겨낸 치매명의
김시효 원장의 섹시백세건강법

초판 1쇄 인쇄 | 2025년 02월 20일
초판 1쇄 발행 | 2025년 02월 25일

지은이 | 김시효

펴낸이 | 최원교
펴낸곳 | 공감

등   록 | 1991년 1월 22일 제21-223호
주   소 | 서울시 송파구 마천로 113
전   화 | (02)448-9661 팩스 | (02)448-9663
홈페이지 | www.kunna.co.kr
E-mail | kunnabooks@naver.com

ISBN 978-89-6065-338-2 03510